# Sanate a Ti Mismo y Libérate del Auto Sabotaje

## Aprende a Fortalecer Tú Guerrero Interior, Equilibrar tus Canales Energéticos, Controlar tus Emociones y Dirigir tus Pensamientos

Maravilloso Libro de AUTOAYUDA, SANACIÓN y EQUILIBRIO EMOCIONAL que te ayudará a fortalecer tú Guerrero Interior en un fantástico viaje de Re-Descubrimiento Personal, que te permitirá SANARTE A TI MISMO, LIBERARTE DEL AUTO - SABOTAJE, DESARROLLAR EL MÁXIMO DE TU POTENCIAL HUMANO y ENTRAR EN ARMONÍA DIVINA CON TÚ SER A UN NUEVO NIVEL DE CONCIENCIA SUPERIOR que te permitirá finalmente tomar el control de tu vida, de tus pensamientos, de tus emociones y de tus acciones.

### En este LIBRO en su EDICIÓN ESPECIAL aprenderás a:

* LIBERARTE DEL AUTO - SABOTAJE INTERNO EMOCIONAL, los patrones de pensamientos limitantes y las emociones negativas.

* Neuro-descodificar y desprogramar hábitos autodestructivos; creándote nuevos mapas mentales más empoderadores que te permitan vencer tus BATALLAS INTERNAS y el autosabotaje interno emocional.

* Permitir una óptima configuración de creencias potencializadoras que te permitan SANARTE A TI MISMO y fortalecer tú GUERRERO INTERNO.

* Aprender a Equilibrar y Limpiar los PUNTOS ENERGÉTICOS o Meridanos a través de las Técnicas EFT (Tapping), y Liberar el Desequilibrio Psíquico Emocional y Entrar en Armonía Divina con Tú SER Interior.

* Contar con un PLAN DE ACCIÓN claro y bien definido paso a paso, que te permita incrementar tú INTELIGENCIA EMOCIONAL.

* Conocer y dominar los principios básicos de la Técnica de Liberación Emocional (EFT), la BIODESCODIFICACIÓN APLICADA y la BIONEUROEMOCIÓN CONSCIENTE que te permitan tomar acción, hacer que las cosas sucedan y comenzar a vivir una vida libre de auto saboteadores internos emocionales.

*Serie Principios Básicos para Triunfar y Leyes Preliminares del Éxito Vol. 2 de 7*

*3ª Edición Especial Revisada, Actualizada y Extendida*

*(Incluye Ejercicios Prácticos y Plan de Acción)*

**Coach Transformacional**

## YLICH TARAZONA

**Escritor y Conferenciante Internacional**

\*\*\* ~~~\*\*\* ~~~\*\*\* ~~~

Si éste LIBRO DE AUTOAYUDA en su EDICIÓN ESPECIAL le ha interesado y desea que lo mantengamos informado de nuestras próximas publicaciones, ediciones, mini cursos, reportes especiales, video conferencias, webinars, audiolibros, podcasts, sesiones de life coaching o PNL, hipnoterapias, terapias alternativas, eventos corporativos, cursos, talleres, seminarios entre otras actividades o materiales didácticos diseñados y CREADOS POR EL AUTOR & REINGENIERÍA MENTAL CON PNL; escríbanos, indicándonos cuáles son los temas de su interés y gustosamente le mantendremos actualizado.

También puede contactarse directamente con el AUTOR:

**MasterCoach.YlichTarazona@Gmail.Com**

\*\*\* ~~~\*\*\* ~~~\*\*\* ~~~

# INTRODUCCIÓN.

## Información Relevante de la Presente Edición.

Hola que tal, mis apreciados lectores. Antes que todo, **GRACIAS** por adquirir este extraordinario **Libro de Sanación Emocional** que escribí pensando en ti.

Antes de comenzar, quiero comunicarte de algunos cambios esenciales que he venido realizando en ésta **3ª Edición Especial**. Si posees algunas de mis versiones anteriores; comprobaras que he llevado a cabo algunas revisiones y actualizaciones muy importantes en las últimas ediciones, ya que me parecieron necesarias para lograr cumplir el propósito por el cual escribí este LIBRO para ti.

Entre los cambios que he realizado, he incorporado una serie de ejemplos y ejercicios prácticos relacionados con la lección de algunos de los capítulos más relevantes del libro. En los pocos casos en los que edite el texto o cambie parte del contenido, han sido para adaptar mejor las enseñanzas presentadas en la presente obra.

Estas modificaciones son casi imperceptibles en la mayoría de los casos, ya que ante todo he querido respetar el manuscrito original y la idea principal del presente LIBRO con sus defectos y virtudes. Por lo que en las pocas ocasiones en las que he incorporado ciertas ideas, he agregado algún punto adicional o he añadido algunos elementos de interés para mis lectores, es porque me ha parecido conveniente, necesario y de vital importancia para la correcta aplicación de los principios y "**Técnica de Liberación Emocional** (EFT - Tapping), **Biodescodificación Aplicada, Bioneuroemoción Consciente** y **PNL** o **Programación Neurolingüística**" contenida en esta edición.

Si has tenido la oportunidad de leer algunos de mis otros libros, has podido apreciar que tanto el estilo literario de mis escritos; así como el estilo característico tipográfico que utilizo al momento de plasmar mis ideas, pretenden un único propósito. Ayudarte a desarrollar el máximo de tu potencial humano al siguiente nivel, y permitirte comprender mejor los conceptos, definiciones y plan de acción que comparto con todos ustedes, con el fin de ayudarlos a interiorizar estos principios vitales y esenciales a su propia vida, generando los resultados esperados.

Para lograr este objetivo; al final de algunos capítulos claves, comparto una gama de ejercicios que te permitan poner en práctica la esencia de lo que acabas de estudiar. De igual manera, también les ofrezco una serie de recapitulaciones o principios básicos para reflexionar que te ayudarán a reforzar lo que has aprendido.

*** ~~~*** ~~~*** ~~~

*TE IMAGINAS todo lo que puedes lograr conseguir al aprender aplicar estos principios y leyes universales del éxito en tu propia vida. ¡AHORA ES POSIBLE!*

*** ~~~*** ~~~*** ~~~

# DEDICATORIA

Dedicado especialmente para TI

Que tu libro *"SANATE A TI MISMO y Libérate del Auto Sabotaje - Aprende a Fortalecer Tú Guerrero Interior, Equilibrar tus Canales Energéticos, Controlar tus Emociones y Dirigir tus Pensamientos © ®"*. Te aporten las herramientas que requieres para comenzar a liberarte del autosabotaje interno emocional, los patrones de pensamientos limitantes y las emociones negativas, creándote nuevos mapas mentales más empoderadores que te permitan vencer tus batallas internas permitiéndote una óptima configuración de creencias que te permita fortalecer tú guerrero interno y contar con un PLAN DE ACCIÓN claro bien definido que te permita incrementar tu inteligencia emocional, dominar los principios básicos del EFT Tapping, la Biodescodificación Aplicada y la Bioneuroemoción Consciente que te permitan TOMAR ACCIÓN, hacer que las cosas sucedan y comenzar a vivir una vida libre de autosabotaje interno.

Y ésta; es mi intención, para TI.

Atentamente…

Tu Gran Amigo **YLICH TARAZONA**

*** ~~*** ~~*** ~~

# ESTILO LITERARIO Y TIPOGRÁFICO DE MIS OBRAS

Las enseñanzas que contienen mis libros en su gran mayoría son una poderosa combinación de METÁFORAS, PARÁBOLAS, ALEGORÍAS, EJEMPLOS, HISTORIAS, FRASES CÉLEBRES y CITAS INSPIRADAS que he venido recopilando y compendiando en el transcurso de los años de diferentes fuentes; tales como, libros y obras de DIVERSOS AUTORES.

El objetivo de utilizar este ESTILO LITERARIO; es que, este tipo de expresiones, conceptos e ideas son capaces de estimular subjetivamente en la mente del lector una gran variedad de SENSACIONES MULTI-SENSORIALES tanto a nivel (Visual, Auditiva y Kinestésica) que permiten evocar imágenes, sonidos, sensaciones, emociones y sentimientos, en la mente del lector. De esta manera; a través del aprendizaje de REPRESENTACIONES SIMBÓLICAS y LENGUAJE FIGURADO, los lectores pueden adquirir las ideas principales.

Otras de las METODOLOGÍAS que empleo al transcribir mis libros; es que utilizo diferentes ESTILOS TIPOGRÁFICOS, introduciendo una variedad de COMBINACIONES tales como: Signos de puntuación, **negritas**, *cursivas*, <u>subrayados</u>, conjunciones de minúsculas y MAYÚSCULAS, entre otras repeticiones consientes de ideas y enseñanzas transmitidas varias veces; de diferentes maneras una y otra vez, pero en distintos contextos y situaciones, para grabarlas en su mente consciente y subconsciente. Así como también en ocasiones "cambio estratégicamente la forma de escribir y expresar mis ideas intencionalmente en primera y segunda persona" mientas transmito la información, con el fin de hacer la lectura más didáctica, versátil y placentera para todos mis lectores.

**IMPORTANTE**: Si esto llegase a parecer inadecuado o incorrecto en cierto momento para algunos de mis lectores, quiero anticiparles de antemano que no se trata en modo alguno de un descuido por mi parte, o desconocimiento de edición y transcripción de la obra. *Al contrario,* ***TIENE UN CLARO OBJETIVO y PERSIGUE UN FIN CONCRETO.*** *"confía en mí". -* ***TIENE UNA FINALIDAD ESPECIFICA PARA TÚ APRENDIZAJE".*** *Así que abre tu mente y disfruta de la lectura.*

Antes de continuar; es importante destacar que en el transcurso del libro también incorpore una serie de DECLARACIONES POSITIVAS, AUTOAFIRMACIONES EMPODERADORAS, basadas en el METAMODELO estratégico de la PNL a través de una serie de COMANDOS HIPNÓTICOS ENCUBIERTOS y PATRONES HIPNÓTICOS PERSUASIVOS que permitan al lector incorporar dichas SUGESTIONES e INDUCCIONES SUBLIMINALES en su mente consiente y subconsciente, produciéndoles así cambios radicalmente positivos en su estructura mental y psicológica, creándoles nuevas conexiones neuronales más empoderadoras.

*** ~~~*** ~~~*** ~~~

**NOTA**: En las versiones audibles, como en los casos de los audiolibros, utilizo fondo musical, junto a combinaciones de sonidos abstractos y ondas biaurales en diferentes frecuencias. A fin de inducir ciertos estados positivos en el cerebro.

Entre los muchos beneficios que ofrecen estas poderosas herramientas, es que propician el aprendizaje acelerado, la reflexión consciente, la adecuada asimilación de las ideas, la agilidad mental, la estimulación de la creatividad, la relajación, la concentración y la meditación entre otras muchas ventajas. Como se han demostrado en los numerosos estudios realizados sobre el tema. *Entre ellos la tesis doctoral de Pedro Miguel González Velasco Doctor en Neuro-ciencia de la UNIVERSIDAD DE MADRID FACULTAD DE PSICOLOGÍA, las cuales nos reportan los excelentes y maravillosos efectos positivos de estos sonidos, tanto a nivel psicológico como fisiológicos.*

El PROPÓSITO de introducir esta GAMA DE ESTILOS LITERARIOS, TIPOGRÁFICOS; METAFÓRICOS y BIAURALES (Este último, solo en los casos de los audiolibros), fusionado con un variado conjunto de TÉCNICAS MODERNAS y METODOLOGÍAS AVANZADAS de la PROGRAMACIÓN NEUROLINGÜÍSTICA, la REINGENIERÍA CEREBRAL, el NEURO-COACHING y la AUTO HIPNOSIS entre otras herramientas. Para permitirles a mis lectores recibir una enseñanza transformacional más útil, holística e integral, que les permita ADOPTAR NUEVAS IDEAS, evitando así, la menor resistencia al cambio, y creando un mayor impacto psíquico - emocional en el proceso de retención - aprendizaje.

*Dirección del Enlace la tesis doctoral de Pedro Miguel González Velasco*

*http://eprints.ucm.es/21680/1/T34524.pdf*

*** ~~~*** ~~~*** ~~~

# CAPÍTULO I: TOMANDO CONCIENCIA DE NUESTRO GUERRERO INTERIOR

## PRIMERA PARTE: COMPRENDIENDO NUESTRAS BATALLAS INTERNAS

Hola que tal; campeones y campeonas una vez más, nos encontramos aquí por este medio tan maravilloso que tengo para llevar a ustedes grandes y extraordinarias enseñanzas. En esta oportunidad voy a compartir con todos; un tema, que desafiara para siempre la forma en que hasta ahora nos hemos SANADO A NOSOTROS MISMOS, tomando el control de nuestras Emociones y Pensamientos.

En este libro en su EDICIÓN ESPECIAL vas a aprender a SANARTE A TI MISMO y LIBERARTE del AUTOSABOTAJE, que no son más que BATALLAS INTERNA que se libran en el interior de tú mente a cada instante.

Aquí; por medio de este LIBRO, que he preparado. Les compartiré de manera alegórica ciertos principios que rigen el AUTO SABOTAJE INTERNO y la SANACIÓN EMOCIONAL, para que a través de REPRESENTACIONES METAFÓRICAS en conjunto con TEMAS MÁS ESPECÍFICOS podamos ir desglosando paso a paso la idea principal de éste gran y nuevo desafío.

Para entrar en materia con el tema de esta primera parte del libro al que denomine: Tomando conciencia de nuestro guerrero interior y comprendiendo nuestras batallas internas. Voy a hacerlo a través de una de las metodologías más poderosas de la PNL, la HIPNOSIS ERICKSONIANA y el NEURO COACHING que utilizo en la gran mayoría de mis trabajos; a saber, el LENGUAJE FIGURADO.

En esta oportunidad voy a compartirles una **Antigua Leyenda SIOUX**, que leí y escuche ya hace algunos años atrás; y que aún hoy en día todavía su profundo mensaje sigue siendo tan vigente, como la primera vez que lo aprendí. Se trata de una **Ancestral Historia de Sabiduría Indígena** que nos revela grandes verdades sobre nuestras BATALLAS INTERNAS; que se producen en el interior de nuestra mente, y que nos permite comprender de manera alegórica la importancia de tomar el control de nuestro GUERRERO INTERIOR en la lucha por LIBERARNOS de nuestro AUTOSABOTAJE INTERNO EMOCIONAL.

## LOS DOS LOBOS QUE TODOS LLEVAMOS DENTRO

*C*uenta una Antigua Leyenda; que hace mucho tiempo había un Anciano Cacique de una tribu SIOUX, que estaba teniendo una conversación mística acerca de la vida con sus nietos. Él Anciano Cacique les relataba que: "Una GRAN BATALLA estaba ocurriendo en el INTERIOR DE SU MENTE; y que era entre 2 Poderosos Guerreros Rivales. Uno era un Lobo BLANCO y el otro un Lobo NEGRO"

*El Anciano Cacique; continuo con su enseñanza, y les dijo: Uno de los lobos; el NEGRO Personifica la maldad, el temor, la ira, la envidia, el dolor, el rencor, la avaricia, la arrogancia, la culpa, el resentimiento, la inferioridad, la mentira, el odio, el orgullo, el egoísmo, la competencia, la superioridad, los pensamientos negativos y todas aquellas emociones limitantes que nos asechan para destruirnos de ser posible.*

*El otro Guerrero; el Lobo BLANCO Representa la bondad, la alegría, la paz, la felicidad, el amor, la caridad, la esperanza, la fe, la serenidad, la humildad, la dulzura, la generosidad, la compasión, la misericordia, la piedad, la amistad, la verdad, la sinceridad, los pensamientos positivos y todas aquellas emociones empoderadoras que nos permiten desarrollar el máximo de nuestro potencial humano a un nivel de consciencia más elevado, en armonía divina con la fuente infinita llamada DIOS.*

*Y esta misma BATALLA; hijos míos, está ocurriendo dentro de cada uno de ustedes, y está ocurriendo también de igual forma, dentro de cada uno de todos los seres humanos que habitamos en esta tierra.*

*Una vez, narrada esta parte de la historia, El Anciano Cacique hizo silencio, como para darles a los pequeños el tiempo suficiente para entender la profunda y mística enseñanza. Los niños lo pensaron por unos momentos, y después de unos instantes uno de los nietos curiosamente le preguntó a su Abuelo y dijo…: Abuelo, dinos:*

*"¿Cuál de los dos LOBOS crees tú que ganará?".*

*Y el Anciano Cacique SIOUX viendo a sus nietos a los ojos les respondió: Hijos míos EL GUERRERO QUE VENCERÁ y EL LOBO QUE GANARÁ ESTA GRAN BATALLA; SERA AQUEL, QUE SIMPLEMENTE USTEDES MÁS ALIMENTEN… Con sus Pensamientos, Sentimientos, Emociones y Acciones.*

## Ejercicio Número 1° TOMANDO CONTROL DE TUS BATALLAS INTERNAS

Bueno campeones y campeones después de haber leído Antigua Leyenda SIOUX, y haber meditado y reflexionado en la "{(Mística Sabiduría Indígena)}" que nos revela grandes verdades sobre nuestras BATALLAS INTERNAS; que se producen en el interior de nuestra mente, y que nos permite comprender de manera alegórica la importancia de tomar el control de nuestro GUERRERO INTERIOR en la lucha por LIBERARNOS del AUTOSABOTAJE INTERNO EMOCIONAL.

En las siguientes líneas te invito a que escribas CUALES SON LAS ENSEÑANZAS QUE APRENDISTE EN ESTA HISTORIA y cuáles son las ACCIONES QUE PIENSAS TOMAR PARA ALIMENTAR A TU GUERRERO INTERIOR o LOBO BLANCO y comenzar a SANAR TU VIDA y TOMAR CONTROL de tus pensamientos y emociones que te permitan vencer en esta BATALLA.

*"Todo está en nuestra mente, todo está en nuestros pensamientos, sentimientos y acciones. Cuando decidimos dar el primer pasó y enfrentar valientemente nuestro AUTOSABOTAJE INTERNO EMOCIONAL o LOBO NEGRO. DIOS, La Fuente Divina o Energía Universal comenzarán a conspirar a nuestro favor proporcionándonos las circunstancias, acontecimientos y acciones que necesitamos para VENCER en ésta gran BATALLA INTERNA. Una vez, que hemos elegido correctamente alimentar al LOBO BLANCO y dar valor al GUERRERO PACIFICO entonces es hay que comenzara nuestra gran victoria contra nuestro verdadero rival, nosotros mismos" -. YLICH TARAZONA.*

# SEGUNDA PARTE: LAS 10 ENSEÑANZAS DEL GUERRERO PACÍFICO

Como hemos aprendido en la historia anterior, todos batallamos en nuestra mente y en nuestra conciencia con dos grandes rivales, uno de ellos personificado alegóricamente por un LOBO NEGRO trayendo acotación a los pensamientos negativos y las emociones limitantes. Por otro lado; tenemos a un gran GUERRERO INTERNO representado metafóricamente por un "LOBO BLANCO" que se refiere a los PENSAMIENTOS POSITIVOS y a NUESTRAS EMOCIONES EMPODERADORAS que nos permiten sanarnos a nosotros mismo y desarrollar nuestro máximo potencial humano a un nivel más elevado de consciencia.

Y los únicos que alimentamos a ambos GUERREROS y RIVALES somos nosotros mismos; a través de nuestros pensamientos, sentimientos y acciones... Entonces la pregunta que deberíamos hacernos es: ¿A CUÁL DE LOS DOS LOBOS ESTAMOS ALIMENTANDO?...

Escribiendo éste primer capítulo titulado *"Tomando conciencia de nuestro GUERRERO INTERIOR y comprendiendo nuestras batallas internas"* llego a mi mente una excelente película que particularmente me gusta muchísimo por la enseñanza que deja; y que por el mensaje que transmite, la he utilizado como alegoría en muchas de mis conferencias tanto presenciales como virtuales, y es una extraordinaria historia de la vida real de Dan Millman, un ex atleta, maestro de artes marciales, entrenador y catedrático universitario, que nos permite comprender mejor la ANTIGUA LEYENDA SIOUX DE LOS DOS LOBOS a la vez que nos es útil; para introducir la enseñanza principal de éste libro en su Edición Especial, que es el tema de: SANARNOS A NOSOTROS MISMOS y LIBERÁNDONOS DEL AUTO-SABOTAJE INTERNO EMOCIONAL.

La película a la cual me refiero tiene como nombre EL GUERRERO PACÍFICO o (Peaceful Warrior) que está basada en el libro superventas con su mismo nombre. La película fue todo un éxito taquillero de cartelera en el 2006, dirigida por Víctor Salva, protagonizada por Scott Mechlowicz (Dan Millman) y Nick Nolte (Sócrates).

La película es una historia de CAMBIO TRANSFORMACIONAL y SUPERACIÓN tanto personal como espiritual, que trata sobre un atleta de nombre DAN MILLMAN, que se está preparando para participar en las olimpiadas; dicho personaje, comienza a ser ególatra de sí mismo, es decir presuntuoso, vanidoso y egoísta. Y como en toda película con un excelente guion; aparece otro personaje principal que se llama SÓCRATES, que personifica una especie de coach, mentor, guía o filósofo y maestro espiritual que desea enseñarlo.

*** ~~***~~*** ~~

*Entre las ENSEÑANZAS más destacadas de la película "EL GUERRERO PACÍFICO" podemos hacer referencia a las siguientes:*

1.- "**ESTAR PRESENTE PLENAMENTE EN ESTE MOMENTO, AQUÍ, y AHORA**". Es la primera enseñanza de "Sócrates" a su discípulo y posiblemente una de las más poderosas. SÓLO TIENES EL PRESENTE

En ocasiones hay personas que se AUTO-SABOTEAN pensando en las adversidades del futuro; provocándoles ansiedad, porque se enfocan pensando en lo qué no quiere que le suceda, en vez de ENFOCARSE EN LO QUE SI QUIEREN y en lo que podrían llegar a lograr.

En muchos otros casos; enfocan sus pensamientos, emociones y recuerdos del pasado, que les produce remordimientos por no haber actuado de una manera diferente a como lo pudieron haber hecho.

En vez de ENFOCARSE EN LO QUE APRENDIERON y en como esas lecciones de vida les ayudaran a mejorar su presente.

Uno de los mensajes de la película; nos enseñan que, para VENCER EN EL CAMPO DE BATALLA de nuestros pensamientos y emociones que se produce constantemente en el interior de nuestra mente, lo que primero debemos hacer es LOGRAR VIVIR EL PRESENTE en el AQUÍ y en el AHORA.

Te sorprendería todo lo que puedes SANARTE A TI MISMO, y todo lo que puedes lograr hacer y lo bien que te podrías sentir, si vives el presente a cada instante, preparándote para el futuro. Recuerda que CADA MOMENTO ES ÚNICO, NUNCA HAY INSTANTES VACÍOS. El guerrero pacífico es el que sabe disfrutar de cada instante de su vida, el que puede centrarse en el AQUÍ y en el AHORA y sacarle jugo a cada momento presente de su vida.

Cuando seamos capaces de LIBERARNOS y VENCER la influencia ejercida por el LOBO NEGRO; centrando la atención en el presente, no solo haremos todo mucho mejor, si no que nos sentiremos con mayor bienestar, ya que el LOBO BLANCO entraría en escena.

Y tú, ¿Estás disfrutando plenamente tu presente?


2.- **"EL VIAJE APORTA LA FELICIDAD, NO EL DESTINO"** en otras palabras "La Felicidad no está en la meta que queremos conseguir, sino que la felicidad está en EL CAMINO HACIA LA META"

¿Eres feliz? Esta es la primera pregunta que elige "Sócrates" para su nuevo amigo. Buscamos la felicidad en logros materiales, en el reconocimiento social, académico, laboral, etc. pero eso, bien es limitado o depende de factores externos sobre los que nada podemos hacer.

La FELICIDAD, si está en algún lado, es dentro de cada uno de nosotros mismos. Y es parte del LOBO BLANCO que tenemos que aprender hacerlo parte de nuestra vida diaria.

Si nos obsesionamos con el destino o la meta, nos olvidamos de DISFRUTAR DEL VIAJE o EL CAMINO HACIA LA META; y en el fondo, EL VIAJE es lo que en realidad nos aporta la felicidad, porque cada instante es único y finalmente cada experiencia de la vida es parte de lo que enriquecerá el DESTINO o la META una vez que lo hayamos logrado.

Y tú, ¿Estás disfrutando de tu viaje y el camino hacia la meta?

3.- **"SACA LA BASURA DE TU MENTE"**. Esta es otra de las grandes enseñanzas de "Sócrates" a su joven discípulo. La BASURA representa EL LOBO NEGRO y todo aquellos pensamientos y emociones limitantes que te distraigan de lo que realmente es importante.

Si comprendiéramos el poder que tienen nuestros Pensamientos Positivos y las Emociones Empoderadoras; representadas por el LOBO BLANCO para ayudarnos superar cualquier contratiempo y SANAR NUESTRA VIDA. Seriamos capaces de limpiar la "basura" de los innumerables pensamientos inútiles que van y vienen a gran velocidad por la mente, LIBERÁNDONOS del AUTOSABOTAJE INTERNO EMOCIONAL, para así vivir la vida tal como es.

Y tú, ¿Ya sacaste la basura de tu mente?


4.- **"LA VIDA ES ELECCIÓN Y DECISIÓN, PUEDES ELEGIR SER UNA VÍCTIMA O DECIDIR SER UN GUERRERO Y VENCER TUS BATALLAS INTERNAS Y EXTERNAS"**

En nuestras manos está la decisión de elegir; entre vivir el presente, como verdaderos Guerreros o LOBOS BLANCOS preparándonos para el futuro o vivir en el pasado como víctimas de las adversidades y rivales de nosotros mismos, viviendo en el pasado como el LOBO NEGRO.

Desde el presente te darás cuenta de que "Hay muchas cosas que ganar" porque Eres un Guerrero y Naciste para Triunfar. Pero si vives aferrado al pasado sentirás miedo a perder y no tendrás el valor suficiente para VENCER TUS BATALLAS cuando estas se presenten.

Y tú, ¿Ya decidiste elegir ser un guerrero?


5-. **"EVITA PASAR TANTO TIEMPO PLANIFICANDO E INVIERTE MÁS ACTUANDO Y EN HACER QUE LAS COSAS SUCEDAN"**

Las verdaderas batallas se producen en el interior de nuestra mente, entre ese LOBO NEGRO centrado en el AUTOSABOTAJE, y su yo más auténtico representado por el LOBO BLANCO un GUERRERO más profundo centrado en el EQUILIBRIO entre pensamientos y emociones.

Hay que empezar a tomar ACCIÓN, ACTUAR y HACER que las cosas sucedan. Recuerda "Un VERDADERO GUERRERO o LOBO BLANCO actúa; mientras que el EGO, personificado en el LOBO NEGRO sobreactúa"

Ser GUERRERO no significa ser perfecto, y salir victorioso en cada batalla o ser invulnerable ante las adversidades. El verdadero guerrero es aquel que reconoce sus debilidades en el CAMPO DE BATALLA MENTAL o AUTOSABOTAJE INTERNO EMOCIONAL y trabaja sobre ellas, mientras que al mismo tiempo se ENFOCA en sus fortalezas y en SANAR SU VIDA.

Un verdadero GUERRERO es el que aprende a vivir sabiamente en la verdad. Es fundamentalmente una persona sencilla centrada en sus principios y que ACTÚA o TOMA ACCIÓN cuando aparece cualquier circunstancia adversa en la vida.

Y tú, ¿Ya decidiste elegir actuar y tomar acción?

## 6.- "DEBEMOS ACEPTAR QUE UNO NO SIEMPRE TIENE EL CONTROL, TOTAL DE LO QUE SUCEDE. LO IMPORTANTE ES HACER LO QUE A UNO LE APASIONA SIN APEGO A LOS RESULTADOS".

Debemos arriesgarnos sin miedo al fracaso. Sólo actuar y hacer que las cosas sucedan sin apegarnos a un resultado. Sino enfocarnos en las acciones, que como consecuencia producirán mejores resultados.

Un VERDADERO GUERRERO o LOBO BLANCO jamás se rinde ante lo que le apasiona ya que ENCUENTRA EL AMOR EN TODO LO QUE HACE. Simplemente actúa y disfrutar el proceso de tomar acción y hacer que las cosas sucedan.

Y tú, ¿Ya sabes lo que amas y comenzaste a hacer lo que te apasiona?

## 7.- "SÉ MÁS DE LO QUE PIENSAS Y PIENSA MÁS DE LO QUE SABES"

El CONOCIMIENTO no equivale a SABIDURÍA. El conocimiento es lo que sabemos, la inteligencia es el cómo lo que aplicamos y la sabiduría consiste en vivir lo que conocemos y enseñamos"

Tú no eres tus pensamientos, tú eres el quien piensa. Es decir, tú te conviertes; en lo que te enfocas, con tus pensamientos. Por tal razón deberíamos elegir decidir sabiamente en que enfocar nuestros pensamientos y emociones.

EL NO SABER EN QUE PENSAR; YA ES UN BUEN INICIO, porque al comenzar a ELEGIR SABER QUE PENSAR nos permite reflexionar y tomar mejores DECISIONES de cómo actuamos ante la vida.

Sé sabio; no te conformes únicamente con el conocimiento de lo que sabes, se inteligente y aprende a aplicar esos conocimientos en lo que haces, a medida que te HACES SABIO viviendo lo que enseñas.

Esta es la gran diferencia entre el LOBO NEGRO que solo reacciona ante su entorno (Pensamiento Emociones = Resultado) y el LOBO BLANCO que responde centrado en lo que percibe y sabe que es lo correcto, (Pensamiento Emoción + Análisis + Acción = Resultado).

Y tú, ¿Ya decidiste elegir actuar y tomar acción SABIAMENTE?

## 8.- "LA MUERTE NO ES TRISTE. LO TRISTE ES QUE LA GENTE NO SEPA COMO VIVIR".

Muchas personas de entristecen por la muerte de algún pariente cercano porque de alguna manera, esa persona "a deja de ser en esta tierra". Pero lo que muy pocas personas cuestionan es el cómo están viviendo sus propias vidas. Mucha gente pasa su existencia sin pensar si ellos mismo están vivos, despiertos y viviendo en realidad.

Ya que SE PUEDE VIVIR TODA UNA VIDA SIN NUNCA ESTAR DESPIERTO o en otras palabras SE PUEDE SOBREVIVIR TODA UNA VIDA SIN JAMÁS HABERLA VIVIDO DE VERDAD.

Lo peor de todo es que una gran cantidad de GUERREROS dejan de luchar por sus sueños. En otras palabras, DEJAN DE LUCHAR EN EL CAMPO DE BATALLA permitiendo que su RIVAL el LOBO NEGRO tome control de sus vidas, y como consecuencias de estas acciones son responsables de la extinción de su mayor ALIADO el LOBO BLANCO.

Y tú, ¿Ya despertaste y estás viviendo realmente?

Y cual ¿De los dos LOBOS estas alimentando?

## 9.- "LAS PERSONAS NO SON LO QUE PIENSAN QUE SON. SÓLO CREEN SERLO"

Esta es otra profunda verdad que el sabio maestro "Sócrates" le enseña a su buen amigo… Tendemos a identificarnos con nuestras experiencias pasadas, vidas o profesiones actuales o con las experiencias del futuro, por ejemplo:

EXPERIENCIA PASADAS "Fui un gran ingeniero, destacado abogado, buen estudiante, fui el esposo o el marido de" …

VIDAS o PROFESIONES ACTUALES "soy consultor, soy médico, soy político, soy padre o madre de" …

EXPERIENCIAS FUTURAS "voy a ser rico" "yo seré reconocido" "yo tendré tal o cual cosa, yo tomare el lugar de" …

Toda esa argumentación configura lo que llamamos nuestro "EGO". Pero no somos el ego, somos lo que somos ahora, y lo somos en el presente hijos e hijas de DIOS; hombres y mujeres de gran valor, ante los ojos y a la vista de un SER supremo, lo reconozcamos o no.

En ocasiones muchas personas eligen una identidad que han asumido, como real y lo que supuestamente le da sentido a su vida, y configuran esas presuposiciones como algo que marca sus caminos. Y se apegan a esas creencias AUTO-SABOTEADORAS, y lo peor es que tienen miedo a renunciar a eso… ¿Por qué; si no son eso? ¿Qué Son?...

El AUTO-SABOTEO INTERNO es aquel que es regido por el LOBO NEGRO que nos hace creer o superiores o inferiores a los demás y que crea conflictos y rivalidad internas y externas entre nosotros mismo y las personas a nuestro alrededor.

Hay que tener presente que nosotros somos lo que decidamos SER, y nos convertimos en lo que creamos que somos. Lo más esencial en esta vida es SER lo que queremos SER; sin apegos a los reconocimientos materiales o a las adulaciones del mundo.

Y tú, ¿Ya sabes quién eres y lo que quieres llegar a SER?

**10.- "LO QUE TIENE VERDADERO SIGNIFICADO EN NUESTRAS VIDAS ES LO QUE SOMOS AL SERVICIO DE LOS DEMÁS".**

En la película "Sócrates" enseño a su amigo esta gran verdad, cuando éste cuestiono su sabiduría como guía o maestro espiritual por su trabajo en la estación de servicios: "Sócrates" entonces aprovecho la oportunidad para enseñarle que el SERVIR ES UN PRIVILEGIO. No hay ningún propósito mayor que el de SERVIR A LOS DEMÁS.

Nadie, es más; ni mejor, ni peor que nadie, por lo que hace. En otras palabras, nadie es inferior o superior a otro por lo que desempeñan. Los verdaderos GUERREROS son aquellos que deciden elegir SER lo que les apasiona HACER y permiten que el LOBO BLANCO guie sus vidas en favor al servicio y en el amor a sus semejantes.

Más adelante en la película "Sócrates" enseño a su joven discípulo otra gran verdad cuando le dijo que "NUNCA SERÁS MEJOR QUE OTRO, DE LA MISMA MANERA QUE TAMPOCO SERÁS PEOR QUE LOS DEMÁS… TODO ES CUESTIÓN DE HÁBITOS". Los verdaderos GUERREROS son aquellos que logran SER lo mejore que pueden llegar a SER en comparaciones a sus propios logros y venciendo sus propias batallas internas consigo mismo.

En la película podemos aprender que la HUMILDAD es una cualidad que representa a los VERDADEROS GUERREROS, y el AMOR y el SERVICIO al prójimo es una virtud que simboliza a un auténtico LOBO BLANCO por eso siempre debemos estar atentos a cultivar y desarrollar esas cualidades en nosotros mismos. RECUERDA QUE: A quién cuesta más querer es a quién necesita más amor.

Y tú, ¿Ya decidiste servir a los demás sin esperar nada a cambio?

Y tú, ¿Eres lo suficientemente humilde para amar a tu prójimo?

*** ~~~*** ~~~*** ~~~

Para finalizar formalmente con las enseñanzas de la película, voy a hacerlo compartiendo con ustedes otra de las VERDADES que el viejo sabio "Sócrates" enseño a su joven discípulo, para que éste aprendiera a descubrir por sí mismo la respuesta a todas esas interrogantes y una manera de hacerlo fue enseñándole "LAS TRES REGLAS DE LA VIDA"

**Primera**: *La Paradoja. La vida es un misterio, jamás malgaste tu valioso tiempo deduciéndola, solo VÍVELA PLENAMENTE.*

**Segunda**: *Humor. Nunca pierdas su sentido, y sobre todo el sentido de humor en ti mismo, ya que esta te dará una fuerza colosal ante la adversidad.*

**Tercera**: *Cambio. Todo transmuta y cambia de forma, no hay nada que perdure en el mismo estado, el cambio es parte de la vida misma"*

*** ~~~*** ~~~*** ~~~

Para terminar, VOY A INVITARTE a que DESCARGUES y VEAS la película EL GUERRERO PACÍFICO (Peaceful Warrior) y aprendas por ti mismo las enseñanzas originales que hay en ella. Ya que para fines prácticos de este libro en su "{(EDICIÓN

ESPECIAL)}" Yo tome; solo algunas de las enseñanzas principales, y LAS ADAPTE AL TEMA principal del libro que es LIBERÁNDONOS DEL AUTOSABOTAJE INTERNO EMOCIONAL dejando a un lado muchas otras importantes enseñanzas contenidas en esta gran y maravillosa obra cinematográfica.

Bueno campeones y campeonas espero les haya gustado este compendio que hice de las 10 ENSEÑANZAS DEL GUERRERO PACÍFICO y la FUSIÓN QUE REALICE ENTRE LA PELÍCULA Y LA HISTORIA de la ANTIGUA LEYENDA SIOUX de los DOS GUERREROS RIVALES EL LOBO BLANCO Y EL LOBO NEGRO. El propósito de haber comenzado mi libro de esta forma es para transmitirle de manera metafórica la profunda enseñanza que deseo transmitirle a continuación; y que analizaremos más detalladamente en los próximos capítulos, así que sim preámbulos mis buenos amigos y amigas comencemos…

## Ejercicio Número 2º TOMANDO CONCIENCIA DE NUESTRO GUERRERO PACÍFICO

Bueno campeones y campeones siguiendo la dinámica del primer ejercicio, a continuación, has un breve resumen de las enseñanzas del GUERRERO PACIFICO y lo más importante de todo, escribe como aplicar cada principio a tu propia vida.

1.- "ESTAR PRESENTE PLENAMENTE EN ESTE MOMENTO, AQUÍ, y AHORA". Es la primera enseñanza de "Sócrates" a su discípulo y posiblemente una de las más poderosas. SÓLO TIENES EL PRESENTE

Y tú, ¿Estás disfrutando plenamente tu presente?


2.- "EL VIAJE APORTA LA FELICIDAD, NO EL DESTINO" en otras palabras "La Felicidad no está en la meta que queremos conseguir, sino que la felicidad está en EL CAMINO HACIA LA META"

¿Eres feliz? Esta es la primera pregunta que elige "Sócrates" para su nuevo amigo. Buscamos la felicidad en logros materiales, en el reconocimiento social, académico, laboral, etc. pero eso, bien es limitado o depende de factores externos sobre los que nada podemos hacer.

Y tú, ¿Estás disfrutando de tu viaje y el camino hacia la meta?


3.- "SACA LA BASURA DE TU MENTE". Esta es otra de las grandes enseñanzas de "Sócrates" a su joven discípulo. La BASURA representa EL LOBO NEGRO y todo aquellos pensamientos y emociones limitantes que te distraigan de lo que realmente es importante.

Y tú, ¿Ya sacaste la basura de tu mente?

4.- "LA VIDA ES ELECCIÓN Y DECISIÓN, PUEDES ELEGIR SER UNA VÍCTIMA O DECIDIR SER UN GUERRERO Y VENCER TUS BATALLAS INTERNAS Y EXTERNAS"

En nuestras manos está la decisión de elegir; entre vivir el presente, como verdaderos Guerreros o LOBOS BLANCOS preparándonos para el futuro o vivir en el pasado como víctimas de las adversidades y rivales de nosotros mismos, viviendo en el pasado como el LOBO NEGRO.

Y tú, ¿Ya decidiste elegir ser un guerrero?


5-. "EVITA PASAR TANTO TIEMPO PLANIFICANDO E INVIERTE MÁS ACTUANDO Y EN HACER QUE LAS COSAS SUCEDAN"

Hay que empezar ACTUAR y HACER que suceda. Recuerda "Un VERDADERO GUERRERO o LOBO BLANCO actúa; mientras que el EGO, personificado en el LOBO NEGRO sobreactúa"

Ser GUERRERO no significa ser perfecto y salir victorioso en cada batalla o ser invulnerable ante las adversidades. El verdadero guerrero es aquel que reconoce sus debilidades en el CAMPO DE BATALLA MENTAL o AUTOSABOTAJE INTERNO EMOCIONAL y trabaja sobre ellas, mientras que al mismo tiempo se ENFOCA en sus fortalezas.

Y tú, ¿Ya decidiste elegir actuar y tomar acción?


6.- "DEBEMOS ACEPTAR QUE UNO NO SIEMPRE TIENE EL CONTROL, TOTAL DE LO QUE SUCEDE. LO IMPORTANTE ES HACER LO QUE A UNO LE APASIONA SIN APEGO A LOS RESULTADOS".

Un VERDADERO GUERRERO o LOBO BLANCO jamás se rinde ante lo que le apasiona ya que ENCUENTRA EL AMOR EN TODO LO QUE HACE.    Simplemente actúa y disfrutar el proceso de tomar acción y hacer que las cosas sucedan.

Y tú, ¿Ya sabes lo que amas y comenzaste a hacer lo que te apasiona?


7.- "SÉ MÁS DE LO QUE PIENSAS Y PIENSA MÁS DE LO QUE SABES"

El CONOCIMIENTO no equivale a SABIDURÍA. El conocimiento es lo que sabemos, la inteligencia es el cómo lo que aplicamos y la sabiduría consiste en vivir lo que conocemos y enseñamos"

Sé sabio; no te conformes únicamente con el conocimiento de lo que sabes, se inteligente y aprende a aplicar esos conocimientos en lo que haces, a medida que te HACES SABIO viviendo lo que enseñas.

Y tú, ¿Ya decidiste elegir actuar y tomar acción SABIAMENTE?

**8.- "LA MUERTE NO ES TRISTE. LO TRISTE ES QUE LA GENTE NO SEPA COMO VIVIR".**

Ya que SE PUEDE VIVIR TODA UNA VIDA SIN NUNCA ESTAR DESPIERTO o en otras palabras SE PUEDE SOBREVIVIR TODA UNA VIDA SIN JAMÁS HABERLA VIVIDO DE VERDAD.

Y tú, ¿Ya despertaste y estás viviendo realmente?

Y cual ¿De los dos LOBOS estas alimentando?

**9.- "LAS PERSONAS NO SON LO QUE PIENSAN QUE SON. SÓLO CREEN SERLO"**

Esta es otra profunda verdad que el sabio maestro "Sócrates" le enseña a su buen amigo... Tendemos a identificarnos con nuestras experiencias pasadas, vidas o profesiones actuales o con las experiencias del futuro.

Hay que tener presente que nosotros somos lo que decidamos SER y nos convertimos en lo que creamos que somos. Lo más esencial en esta vida es SER lo que queremos SER; sin apegos a los reconocimientos materiales o a las adulaciones del mundo.

Y tú, ¿Ya sabes quién eres y lo que quieres llegar a SER?

**10.- "LO QUE TIENE VERDADERO SIGNIFICADO EN NUESTRAS VIDAS ES LO QUE SOMOS AL SERVICIO DE LOS DEMÁS".**

En la película "Sócrates" enseño a su amigo esta gran verdad, cuando éste cuestiono su sabiduría como guía o maestro espiritual por su trabajo en la estación de servicios: "Sócrates" entonces aprovecho la oportunidad para enseñarle que el SERVIR ES UN PRIVILEGIO. No hay ningún propósito mayor que el de SERVIR A LOS DEMÁS.

Y tú, ¿Ya decidiste servir a los demás sin esperar nada a cambio?

Y tú, ¿Eres lo suficientemente humilde para amar a tu prójimo?

*** ~~*** ~~*** ~~

*EL PODER DEL ESTABLECIMIENTO Y LA DEFINICIÓN DE METAS PARA EL LOGRO DE OBJETIVOS "Comprendan cabal y claramente que es lo QUÉ realmente quieren lograr alcanzar en cada aspecto de su vida. Tenga METAS y OBJETIVOS claros, bien definidos y establecidos paso a paso. Esto evitará que se ponga a perder el tiempo en no saber qué hacer ni por DÓNDE comenzar. CUANDO usted sabe el PORQUÉ y con QUIEN desea compartir sus triunfos, esto hará que se ponga en marcha a ejecutar su COMO plan de acción hasta conseguirlo. Pero sobre todo le permitirá ponerse en marcha enfocado en el resultado final, centrado en su visión y misión de propósito" -. YLICH TARAZONA. -*

*Yo nunca he dicho que sea fácil, pero les prometo que tampoco será imposible... Solo tienen que estar dispuesto a pagar el precio del éxito y luego disfrutar de los resultados el resto de toda su vida.*

*-. YLICH TARAZONA. -*

# CAPÍTULO II: LIBERÁNDONOS DEL AUTOSABOTAJE INTERNO EMOCIONAL

## PRIMERA PARTE: AUTOSABOTAJE INTERNO EMOCIONAL

En éste II capítulo; voy a enseñarte un principio fundamental de REINGENIERÍA CEREBRAL y BIO-PROGRAMACIÓN MENTAL complementada con BIODESCODIFICACIÓN APLICADA y otras técnicas y metodologías como la BIONEUROEMOCIÓN CONSCIENTE que son herramientas útiles, para manejar de manera más eficiente las EMOCIONES tales como: El dolor, la culpa, el miedo, la venganza, la ira, la rabia, la duda, el temor, la tristeza, el remordimiento, los celos, los apegos, el temor al fracaso, miedo al éxito y el postergar las cosas entre otros sentimientos, emociones y conductas negativas, que en ocasiones producen enfermedades psicosomáticas, estancamiento y AUTO-SABOTAJE INTERNO que nos impide progresar continuamente en nuestra trayectoria por la vida.

Estas emociones limitantes y AUTOSABOTAJE INTERNO, en sus muchas variantes, no te permiten avanzar. Algunas de ellas se van fortaleciendo con el paso del tiempo, creando distorsiones e interpretaciones irracionales de la vida y en muchos casos hasta pueden producir enfermedades psicosomáticas.

Antes de continuar quiere compartirles una breve definición de AUTOSABOTAJE INTERNO que es y será el objetivo de estudio en este II capítulo del libro. El AUTOSABOTAJE INTERNO es básicamente aquel estado mental indeseable en el que nuestros pensamientos y emociones se empeñan en evitar que logremos nuestros sueños y objetivos. El ejemplo más simple, es la persona que quiere adelgazar, pero a la primera oportunidad se ve tentada por un pastelillo, destruye su dieta y no continua con el objetivo que se había puesto. A saber, perder de peso…

E incluso el AUTOSABOTAJE EMOCIONAL puede surgir en forma de esa vocecilla o pensamiento autocrítico interno que aparece cuando empiezas a realizar una actividad, que sabes que es importante para ti. Sin embargo, pese a lo importante que pueda ser esa actividad, la terminas postergando o dejándola de lado, sin darte cuenta de que te has auto saboteado con pensamientos y emociones limitantes tales como: Mejor empiezo mañana, esto no es para mí, a otras personas les funciona, pero a mí no. En otras acciones esa misma vocecita interior y pensamientos negativos te habla en tercera persona con ideas tales como: No sabes hacer eso, no lo puedes hacer, no naciste con esas cualidades, no eres capaz de…

Como pudimos apreciar en los ejemplos anteriores, el AUTOSABOTAJE INTERNO EMOCIONAL puede aparecer en diferentes eventos o de diferentes formas, ocasionando en la mayoría de los casos, enfermedades, miedo al fracaso, falta de acción y hasta incluso desánimo, auto depresión y procrastinación.

*** ~~~*** ~~~*** ~~~

Es por esta razón; que es importante aprender a SANARTE A TI MISMO y LIBERARNOS de ese AUTOSABOTAJE INTERNO EMOCIONAL y soltar esas cargas energéticas, pensamientos negativos o emociones limitantes, y drenar esos bloqueos psíquicos que se producen en nuestra mente subconsciente.

Una de las maneras más recomendadas por los expertos para comenzar este proceso de SANACIÓN y LIBERACIÓN, es explorar cual es la causa que originó ese AUTOSABOTAJE INTERNO EMOCIONAL y tratar de descubrir cuál fue la razón que origino esa vocecita interior, pensamiento negativo, emoción limitante o carga energética que produjo ese bloqueo subconsciente.

*Una vez hayamos determinado cual fue la razón que produjo tal conmoción interna.*
*"El PRIMER PASO que debemos asumir es RECONOCER ESA EMOCIÓN y aceptarla llámese rabia, miedo, culpa, dolor, odio, procrastinación o ansiedad"*

*"El SEGUNDO PASO es RECONCILIARTE CONTIGO MISMO y darte el permiso para perdonarte, y soltar cualquier ligadura que haya ocasionado el incidente"*

*"y el TERCER PASO y último paso es DESCONECTARTE COMPLETAMENTE de esa carga energética, pensamiento negativo o emoción limitante que se haya producido y CERRAR ESE CICLO. Dejando fluir nuevas energías y pensamientos positivos con un sentimiento de paz, alegría y felicidad, junto con la determinación de LIBERARTE completamente de aquello que produjo el AUTO SABOTAJE INTERNO, llámese rabia, miedo, culpa, dolor, odio, procrastinación o ansiedad".*

Es importante recordar en este punto que todos tenemos; en cierta medida, una batalla mental o AUTOSABOTAJE INTERNO EMOCIONAL. En mayor o menor grado, la gran mayoría de las personas deben lidiar con sentimientos bien sean de dolor, culpa, miedo, venganza, ira, rabia, duda, temor, tristeza, remordimiento, odio, celos, apegos, temor al fracaso, miedo al éxito y la procrastinación entre otros. Que son representados por ese gran LOBO NEGRO.

Y tienes que comprender que ese SABOTEO INTERIOR; es aquél, que le abre la puerta a esos pensamientos, emociones o conductas negativas limitantes sin considerar el desequilibrio que éstas pueden ocasionar en la MENTE, CUERPO y ESPÍRITU (Psiquis, Soma y Alma) del individuo.

Este autosabotaje interno emocional es aquél que te hace dudar entre TOMAR ACCIÓN y ENFOCARTE EN TUS OBJETIVOS o quedarte en la inacción y posponer la ejecución de tus planes por falta de propósito. Muchas otras veces por miedo a lo desconocido o temor bien sean; al éxito o al fracaso. Produciendo la procrastinación que es el hábito de postergar tus decisiones. Y esta acción finalmente producen y un estancamiento en tu progreso, y un bloqueo mental, que se refleja en tu actitud, carácter, personalidad. Y por ende en tu forma proceder ante la vida.

*** ~~~*** ~~~*** ~~~

Al aprender a SANARNOS y LIBERARNOS DEL AUTOSABOTAJE INTERNO EMOCIONAL; estaremos en la capacidad de desarrollar sentimientos más nobles y virtuosos como lo son el perdón, el arrepentimiento, la gratitud, el servicio y EL AMOR que es este ultimo la cualidad o la fuerza más poderosa del universo.

Y de esta manera; al aprender a desarrollar esos atributos, comenzaremos a expandir nuestra conciencia, a amplificar nuestra conexión con lo divino y a conectarnos con nuestro GUERRERO INTERIOR o LOBO BLANCO, ATRAYENDO a nuestra vida nuevas realidades, situaciones, personas y acontecimientos acorde a nuestros pensamientos positivos predominantes, que son definitivamente los CREADORES DE NUESTRA HISTORIA y FORJADORES DE NUESTRO DESTINO.

Si bien; a nuestro AUTO-SABOTEADOR INTERIOR, se lo asocia con sentimientos negativos y emociones y conductas limitantes no del todo muy agradables o placenteras. Su presencia no siempre debe ser tomada como algo contraproducente necesariamente. Te explico porque…

Al fin y al cabo; todos y cada uno de nosotros campeones y campeonas, es decir "TÚ y YO" tenemos ALGO QUE APRENDER de nuestras BATALLAS INTERNAS, LOBO NEGRO o AUTOSABOTAJE INTERNO EMOCIONAL…

Es importante recordar que muchas de esas emociones, pensamientos o conductas negativas solo son el reflejo de nuestros sentimientos, y la repetición de ciertos hábitos y acondicionamientos mentales neurobiológicos que son el resultado de PROGRAMACIONES y patrones de pensamientos limitantes, que, al presentarse de forma consecutiva y permanente en nuestra forma de vida, nos comunican que hay algo inadecuado que debemos corregir o mejorar…

Cuando se presenta el AUTOSABOTAJE INTERNO EMOCIONAL en forma de PENSAMIENTOS formados bien sea por tus creencias, ideas, experiencias u opiniones. Debemos canalizarlos y encausarlos para nuestro propio provecho, aprendiendo a ESCUCHAR esa vocecita interior, y reconocer cual es el motivo por la que se hizo presente; entonces es ahí donde podemos comenzar a trabajar esas emociones, sanarnos, perdonarnos, arrepentirnos y LIBERARNOS.

*"Cuando haces lo que más temes, y lograr vencer tus miedos. Aprendes a hacer cualquier cosa"*

*-Stephen Richards. -*

*"Puedes tener cualquier cosa que quieras, si estás dispuesto a renunciar a la creencia limitante de que no lo puedes lograr.". - Dr. Robert Anthony. -*

*"Solo cuando aprendes a conquistarte a ti mismo, comienzas a conquistar tu mundo exterior"*

*- Ylich Tarazona. -*

\*\*\* ~~\*\*\* ~~\*\*\* ~~

## PASOS NECESARIOS PARA DETENER EL AUTOSABOTAJE.

**Toma de Conciencia**: Implica reconocer Que, Cuándo, Dónde, Cómo y Porqué, se produce el autosabotaje. Asumiendo tu responsabilidad al momento de percatarte cual fue la razón por la que se hizo presente. Y tomar acción para corregir la situación autolimitante de inmediato.

**Gestión del Cambio**: Apartar inmediatamente cualquier sentimiento negativo, emoción limitante o pensamiento crítico cuando esta aparezca. Canalizándolos y encausándolos para tu propio provecho, aprendiendo a ESCUCHAR esa vocecita interior, y reconociendo cual fue el motivo por la que se hizo presente. Una vez que TOMEMOS CONCIENCIA DE LA SITUACIÓN, nos RECONCILIAMOS CON NOSOTROS MISMO, y esta acción nos otorgamos la LIBERTAR de soltar cualquier ligadura que haya ocasionado el incidente.

Seguir Avanzando: DESCONECTARTE COMPLETAMENTE de esa carga energética, pensamiento negativo o emoción limitante que se haya producido. Luego CIERRAS ESE CICLO, dejando fluir nuevas energías más empoderadoras, creando pensamientos más positivos y actuando de forma más determinante y confiada, teniendo la plena seguridad que tienen el control de la situación.

*** ~~~*** ~~~*** ~~~

## 20 RAZONES IMPORTANTES PARA SANAR NUESTRA VIDA Y "LIBERARNOS DEL AUTOSABOTAJE INTERNO EMOCIONAL"

1.- Desarrollar la capacidad de enfocarnos y mantenernos firmes en el camino

2.- Mejorar las facultades que nos permitan relacionarnos mejor con los demás

3.- Liberarnos de las cargas psíquico-emocionales y los sufrimientos del pasado

4.- Aumentar nuestro rendimiento en todas las áreas de nuestra vida diaria

5.- Superar las adversidades que afectan nuestro progreso temporal y espiritual

6.- Diluir la culpa, el miedo, el odio el resentimiento o cualquier mal sentimiento

7.- Canalizar y encausar nuestro auto saboteador interno emocional

8.- Reprogramar nuestros mapas mentales y paradigmas limitantes

9.- Sanar nuestra relación interior entre pensamientos y emociones

10.- Afianzar nuestro autoconcepto y sentir paz y libertad interior

11.- Reconocer a las personas toxicas "problemáticas" y evitarlas

12.- Mejorar nuestra autoestima y fortalecer nuestra autoimagen

13.- Afrontar con determinación la incertidumbre hacia el futuro

14.- Entrar en contacto con nuestra verdadera esencia espiritual

15.- Mantener el equilibrio holístico entre el cuerpo y la mente

16.- Establecer un equilibrio entre pensamientos y emociones

17.- Mejorar nuestro bienestar, salud, estilo y calidad de vida

18.- Generan un verdadero y profundo cambio Interno

19.- Producir una sensación de tranquilidad interior

20.- Sanarnos a nosotros mismos interiormente

*** ~~~*** ~~~*** ~~~

Es tiempo de una RENOVACIÓN y de una transformación en tú vida. Éste es el comienzo de un nuevo despertar espiritual; es el inicio de una nueva era para ti, como un verdadero GUERRERO PACIFICO, tienes la oportunidad de SANARTE, rediseñarte y crear una mejor versión de ti mismo.

La alquimia de la vida; inicia cuando empiezas a morir, y EL RENACER DEL FÉNIX COMIENZA A RESURGIR DE LAS CENIZAS. Sí; cuando comienzas a morir, a esas estructuras viejas y esquemas mentales aniquiladores de sueños representados por ese rival LOBO NEGRO, que lo único que te hacían era aferrarte a un pasado incierto. Sí; a morir ante esos patrones de conductas y modelos mentales auto saboteadores, que junto a los comportamientos limitantes solo detenían tú camino a la excelencia personal.

HOY comienzas a tomar control de tu vida, como EL GUERRERO PACIFICO o LOBO BLANCO, y empiezas a SANARTE A TI MISMO y RENOVARTE COMO EL ÁGUILA, a vivir a lo grande y REINVENTARTE creando una nueva y mejorada versión de ti mismo, donde el ESCULTOR, ARQUITECTO y CONSTRUCTOR, quien REDISEÑA su propio destino y forja su propia historia de vida eres TÚ.

*** ~~~*** ~~~*** ~~~

En resumen, amigo mío y amiga mía; para finalizar éste II Capítulo, hemos aprendido que: Ni el cosmos, ni el universo, ni los astros, ni la suerte define tu vida. La construyes tú mismo, día tras día.

Ten siempre presente que TÚ eres EL CREADOR principal de tú propia vida. Eres EL ESCULTOR de tú propio éxito, EL ARQUITECTO de tú propio destino y EL ESCRITOR de tú propia historia.

Así que ¡adelante! En este proceso de cambio y transformación de tú SER; LIBERÁNDOTE DEL AUTOSABOTAJE INTERNO EMOCIONAL. En esta nueva y emocionante BATALLA que cambiara tú existencia.

Recuerda; este LIBRO en su EDICIÓN ESPECIAL te dirigirá por el camino que bebes tomar, té ayudará a SANARTE A TI MISMO y TOMAR EL CONTROL DE TÚ VIDA, así como también té servirá como una guía para enseñarte a PROGRAMAR TÚ MENTE para el éxito y la excelencia personal. Pero; que tú puedas CREAR UNA NUEVA Y MEJOR VERSIÓN DE TI MISMO, "{(SANARTE, REINVENTARTE, RENACER como el FÉNIX y RENOVARTE como el ÁGUILA dependerá solo de ti, la decisión es tuya)}". TÚ PUEDES HACERLO…

*** ~~~*** ~~~*** ~~~

*"El destino tal vez no se pueda cambiar; de lo contrario no sería destino. El hombre, sin embargo, sí que puede cambiar y transformarse, de lo contrario ya no sería hombre"*

*. - Víctor Frankl.*

*"Quién conoce a los hombres es inteligente. Quién se conoce a sí mismo es sabio. Quien vence a los otros es fuerte. Quien se vence a sí mismo es aún más fuerte" -.LAO-TSE, TAO.*

*** ~~~*** ~~~*** ~~~

## LA RENOVACIÓN DEL ÁGUILA

*U na vez más; la naturaleza no termina, de revelarnos toda su sabiduría. Vamos a buscar nuevamente inspiración en uno de los animales; más majestuosos, de la creación "EL ÁGUILA".*

*Entre todas las aves; el águila es el que posea la mayor longevidad de la especie, puede llegar a vivir hasta 70 años.*

*Más para poder llegar a esa edad; a la mitad de su vida, deberá tomar una seria y difícil decisión.*

*A los 40 años, el águila se encuentra en una fase decisiva y delicada de su vida. Sus uñas están alargadas, comprimidas y flexibles. Lo que le resulta; una labor difícil para conseguir enganchar a sus presas, de las cuales se alimenta.*

*Su pico largado y puntiagudo ablandado se encorva, apuntando contra el pecho. Lo que le complica el cazar y alimentarse apropiadamente de sus presas.*

*Sus alas ya están envejecidas y pesadas; lo que fue su esplendoroso plumaje, ahora se encuentra grueso e endurecido. Que le hace dificultoso tomar vuelo... Volar se hace ya una tarea tan difícil para el águila.*

*Entonces; en ese difícil momento, el Águila tiene solamente dos (2) alternativas: Aceptar la muerte y morir o enfrentarse a un doloroso PROCESO DE RENOVACIÓN que durará 150 largos días.*

*En el caso que escoja la segunda (2) alternativa; tendrá que encontrar todas las fuerzas de voluntad y el coraje suficiente para poder volar a la montaña más alta que encuentre.*

*El proceso consiste en volar hasta lo más alto de la montaña y quedarse ahí, y alojarse en un peñasco donde se encuentre completamente a solas, entre duras paredes de roca sólida que le brinde protección y refugio mientras pasa su proceso y donde no tenga necesidad de volar.*

*Vencido ya este PRIMER DESAFÍO; después de encontrar ese lugar legumbre, en lo más alto de las montañas rocosas.*

*El águila comenzará su SEGUNDO Y ANGUSTIANTE DESAFÍO de golpear fuertemente su pico contra la pared rocosa del peñasco, hasta que consiga arrancárselo del todo y por completo.*

*Después de éste gran y doloroso sacrificio de haber arrancado completamente su pico de raíz. Ella espera pacientemente el crecimiento de un nuevo pico, que puede tardar algunas semanas.*

*Una vez que tiene su nuevo pico, el águila comienza su TERCER DOLOROSO GRAN DESAFÍO. Comienza a arrancarse y desprenderse completamente de todas sus largas garras; es decir, comienza a remover sus largas uñas una por una.*

*Cuando sus fuertes garras y nuevas uñas; finalmente comienzan a crecer, el águila nuevamente comienza un CUARTO PROCESO DOLOROSO DESAFÍO esta vez, comienza a arrancarse y desplumarse ella misma todas sus plumas viejas, y empieza a desecharse por completo de todo su viejo y endurecido plumaje.*

*Después de terminar y esperar cinco (5) largos y dolorosos meses, cuando el PROCESO DE SANACIÓN y RENOVACIÓN está terminado; su pico renovado, sus garras fortalecidas y su bello plumaje están listos para nuevamente alzar el vuelo.*

*Sale para el famoso vuelo de RENOVACIÓN, para vivir 30 años más.*

*Hay comienza a vivir su segunda etapa, la oportunidad más maravillosa de toda su existencia.*

En nuestra vida; campeones y campeonas, muchas veces habrá momentos en los que tendremos que resguardarnos por algún tiempo y comenzar nuestro propio PROCESO DE SANACIÓN y RENOVACIÓN para emprender nuestra segunda etapa a la excelencia personal.

Una etapa decisiva; en la cual tenemos que empezar el proceso de "REINGENIERÍA CEREBRAL" y "PROGRAMACIÓN MENTAL" para desprendernos de los viejos PATRONES MENTALES LIMITANTES, LIBERÁNDONOS DEL AUTOSABOTAJE INTERNO EMOCIONAL, y soltarnos de una vez y para siempre de las ligaduras del pasado.

Porque solamente así; podremos aprovechar los "{(BENEFICIOS RESULTANTES)}", que trae una RENOVACIÓN siempre consigo. Y solo de esta forma; seremos libres y capaces de "SANARNOS A NOSOTROS MISMOS" "RENACER COMO EL FÉNIX", "RENOVARNOS COMO EL ÁGUILA" y "CREAR UNA NUEVA Y MEJORADA VERSIÓN DE NOSOTROS MISMOS"

Hay momentos determinantes en nuestra vida que debemos hacer un alto; encontrar el valor suficiente y el coraje para enfrentar el doloroso y difícil proceso de RENOVACIÓN PERSONAL.

Tenemos que estar dispuestos de elegir y tomar la decisión, que va a determinar la grandeza de nosotros como seres humanos en todos los aspectos transcendentales de nuestra existencia.

Debemos ser determinantes en la vida para reconocer nuestra necesidad de un CAMBIO y una TRANSFORMACIÓN radical, total y absoluta. Ya que vendrán tiempos difíciles, diferentes retos y desafíos. Que solo con nuestras fuerzas renovadas podremos enfrentar.

Recuerden campeones y campeonas; que un VERDADERO GUERRERO PACIFICO o LOBO BLANCO, es aquel que reconoce el momento preciso y oportuno de una RENOVACIÓN PERSONAL en su vida.

*"Bendice, alma mía, a Jehová. Y bendiga todo mi ser su santo nombre. Bendice, alma mía, a Jehová, y no olvides ninguno de sus bendiciones. Él es quien perdona todas tus iniquidades, el que sana todas tus dolencias, el que rescata de la fosa tu vida, el que te corona de compasión y tiernas misericordias, el que colma de bien tus anhelos, de modo que te REJUVENEZCAS y te RENUEVES como el ÁGUILA"*

*-. PASAJE BÍBLICO SALMOS 103:1-5.*

## Ejercicio Número 3° PROCESO DE RENOVACIÓN y Reingeniería Personal

Éste 3er ejercicio de REINGENIERÍA CEREBRAL y PROGRAMACIÓN MENTAL para el éxito. Tiene como propósito; permitirnos tomarnos el tiempo; llenarnos de valor y coraje para comenzar nuestro proceso de RENOVACIÓN PERSONAL como EL ÁGUILA. Al tiempo que nos permite DECRETAR, DECLARAR y PROCLAMAR soltarnos de las ligaduras del pasado, LIBERARNOS DEL AUTOSABOTAJE INTERNO y de todos los pensamientos limitantes o emociones negativas que detienen nuestro progreso. A fin de poder ser capaces de SANARNOS A NOSOTROS MISMOS y RENACER DE LAS CENIZAS COMO EL FÉNIX y CREAR UNA NUEVA Y MEJORADA VERSIÓN DE NOSOTROS MISMOS.

DECRETO, DECLARO y PROCLAMO que

HOY ME COMPROMETO A COMENZAR MI PROCESO DE RENOVACIÓN y REINGENIERÍA PERSONAL, LIBERÁNDOME completamente de todo aquello que detiene mi progreso en las siguientes áreas de mi vida

\*\*\* ~~~\*\*\* ~~~\*\*\* ~~~

*HAS SIEMPRE LO CORRECTO "CORRECTAMENTE" "Hacer las cosas correctas, es mejor que hacer las cosas solo correctamente" -. PETER DRUCKER.*

\*\*\* ~~~\*\*\* ~~~\*\*\* ~~~

# CAPÍTULO III: BIODESCODIFICACIÓN APLICADA Y BIONEUROEMOCIÓN CONSCIENTE

## PRIMERA PARTE: CONTEXTO HISTÓRICO, Reseña de los Inicios de la Biodescodificación

Hola que tal: campeones y campeonas, me contentas que hayas llegado hasta éste III CAPÍTULO en el cual voy a compartirte un poco de contexto histórico - teórico, que es esencial para tener una idea general de donde nacieron tanto la **Biodescodificación** como la **Bioneuroemoción**.

Al mismo tiempo; esta breve reseña histórica, te permitirá comprender mejor la EVOLUCIÓN y los logros que se han alcanzado a partir de los estudios relacionados entre los PENSAMIENTO y la EMOCIÓN, así como la relación que existe entre el CUERPO y la MENTE. Estas modernas disciplinas terapéuticas promueven el reordenamiento de los aspectos psíquico-emocionales para que, con ello, alcancemos un mejor bienestar y salud integral.

Es importante resaltar que la **BIODESCODIFICACIÓN** no nace de un solo investigador, sino que proviene de numerosas fuentes entre los más destacados que ejercieron influencia en menor o mayor grado son los siguientes:

**Sigmund Freud** (1856-1939) *médico neurólogo austriaco de origen judío, padre del PSICOANÁLISIS y una de las mayores figuras intelectuales del siglo XX, "INFLUENCIA - Las palabras tienen magia y poder".*

**Carl Gustav Jung** (1875-1961) *médico psiquiatra, psicólogo y ensayista suizo, figura clave en la etapa inicial del psicoanálisis; posteriormente, fundador de la escuela de psicología analítica, también llamada psicología de los complejos y psicología profunda "INFLUENCIA - Descubre el inconsciente colectivo y deja la frase (la enfermedad es un clamor para sanar)".*

**Milton Erickson** (1901 1980) *nacido en Nevada, Estados Unidos, fue un médico e hipnoterapeuta estadounidense, innovador, y pionero en cambiar las TÉCNICAS DE HIPNOTISMO aplicadas a la psicoterapia. Es reconocido como el abuelo de la hipnosis moderna, y se dice que es el mejor hipnoterapeuta que jamás haya existido "INFLUENCIA - Padre de la hipnosis conversacional y fue uno de los MODELO que influyo en los inicios de la PNL y la Otras Psicoterapias".*

**Richard Bandler** (1950) *psicólogo, matemático e informático, creador del sistema denominado Design Human Engineering (DHE) y de la técnica del repatterning neurohipnótico, Neuro Hypnotic Repatterning (NHR) & John Grinder (1940) lingüista, psicólogo INFLUENCIA "Establecen la PNL como tal y acuñan el termino (programación neurolingüística) que con los años fue desarrollándose en nuevas ramificaciones, influyendo considerablemente en nuevas terapias".*

**Ernest Lawrence Rossi** (1933) *psicólogo, psicoanalista, psicoterapeuta y profesor alumno de Milton Erickson. Explorador de la "psicobiología de la mente-cuerpo y poderes curativos" en la base neurocientífica y genética. "INFLUENCIA - autor de (dialogo con los genes) y la teoría ultradiana".*

**Ryke Geerd Hamer** (1953) *médico alemán inhabilitado, creador de la controvertida pseudomedicina germánica "INFLUENCIA - Creador de la Nueva Medicina Germánica"*

*Paralelamente a las primeras publicaciones del Dr. Ryke Geerd Hamer, en 1983 Louise Hay (1926) escritora y oradora estadounidense, considerada una de las figuras más representativas del movimiento del Nuevo Pensamiento y una precursora de los libros de autoayuda (publica su libro "Ud. puede sanar su vida") y en 1984 aparece "La enfermedad como camino" de Dahlke y Dethlefsen*

**Salomón Sellam** (1955) *doctor en Medicina (1983) y diplomado en Medicina Psicosomática y Terapia de Relajación (1995). dedicado a gran parte de su tiempo a la difusión de la Clínica Psicosomática, disciplina que fundó en el año 2000 a raíz de consultas individuales o de grupo, a través de la formación de profesionales de la salud, tanto mental como física "INFLUENCIA "Discípulo del Dr. Hamer desarrollador de la teoría transgeneracional.*

**Claude Sabbah** (1947) *basado en la teoría del Dr. Ryke Geerd Hamer habiendo estudiado directamente con él, funda la Biología Total (Total Biology), llevando los hallazgos de Hamer a una nueva perspectiva terapéutica "INFLUENCIAS - enfoca en una visión global del ser humano, sus vivencias, y la solución para revertir muchas dolencias y enfermedades desde la compresión resolutiva del conflicto originario, programándose de las mismas"*

**Marc Fréchet** (1945) *desarrollador de los "Ciclos Biológicos Celulares Memorizados", así como otros conceptos de holograma aplicado a la biología para lograr la curación "INFLUENCIAS - El programa biológico de una enfermedad determinada puede incluso provenir de un conflicto no resuelto en la genealogía del individuo"*

**Christian Fléche** (1957) **PADRE** de la **DESCODIFICACIÓN BIOLÓGICA DE LAS ENFERMEDADES** y fundador de la **Escuela Francesa de Biodescodificación** "Décodage Biologique" *"INFLUENCIAS - acuña por primera vez el nombre de: "Descodificación Biológica Original". Él nos habla que la **Descodificación Biológica Original** es un enfoque terapéutico y de salud basado en el significado o sentido biológico de los síntomas de enfermedad. Es un camino hacia la comprensión de la enfermedad y de los mecanismos que permiten sanar la conciencia y de esa manera sanar el cuerpo. Esta forma de acompañamiento permitió conocer el mecanismo de codificación de enfermedades, ya sean físicas, funcionales, orgánicas, psicológicas o de comportamiento.*

**Enric Corbera** (1954) *Logró que la Bio (abreviatura que usaremos para designar las metodologías de la Biodescodificación, así como la Bioneuroemoción) se oficializara legalmente en Cuba como una terapia de sanación y fuera materia de la Facultad de Medicina "INFLUENCIA - Dedicado al estudio de las causas psíquico-emocionales que hay detrás de las enfermedades. Desarrolla la Curación Emocional".*

\*\*\* ~~~\*\*\* ~~~\*\*\* ~~~

Bueno campeones y campeonas, ya que estudiamos un poco de historia de los inicios y la evolución de donde nacieron la **Biodescodificación** y la **Bioneuroemoción**. Ahora analizaremos los hallazgos más resaltantes de los PIONEROS más destacados de estas grandes disciplinas. Entre uno de los más influyentes como hemos estudiado previamente fue el **Dr. Ryke Geerd Hamer**, cuando en agosto de 1978, recibió una terrible noticia, de que su hijo Dirk de 19 años, había recibido un disparo accidentalmente mientras cazaba en un viaje vacacional en el Mediterráneo.

Tres meses más tarde, su hijo Dirk falleció. Poco después de esto, el Dr. Hamer, que había gozado de buena salud toda su vida, descubrió que había desarrollado un cáncer testicular. Sospechando de esta coincidencia con relación a la muerte de su hijo, comenzó a hacer investigaciones sobre las historias personales de pacientes con cáncer para ver si habían sufrido algún tipo de shock, estrés o trauma antes de su enfermedad.

Con el tiempo, después de una extensa investigación con miles de pacientes, el Dr. Hamer llegó a la conclusión de que muchas de las enfermedades psicosomáticas ocurren a menudo después de haber vivido un shock muy intenso y sorpresivo. Y esto lo llevo a crear su muy conocida y famosa teoría, a la "Las 5 leyes de Hamer". Que fue la que posteriormente llevaron a la creación de "La Nueva Medicina Germánica".

*** ～～*** ～～*** ～～

La **BIODESCODIFICACIÓN** continúo evolucionando a través de los años ahora gracias a las aportaciones de **Marc Fréchet**, psicólogo clínico que estudia junto con **Claude Sabbah** la teoría del Dr. Hamer habiendo ambos estudiado directamente con él. Llevaron los hallazgos de Hamer a una nueva perspectiva terapéutica. Y se preguntaron ¿por qué resiento lo que resiento? Descubriendo que este resentir estaba relacionado con su historia. Aportando importantes conceptos, incluyendo la idea de que el programa biológico de una enfermedad determinada puede incluso provenir de un conflicto no resuelto en la genealogía del individuo.

El ya mencionado **Dr. Claude Sabbah** nacido en 1947 en Casablanca, médico también (titulado en la Universidad de Marsella y de París, oncólogo, especialista en urgencias, deportes, medicina hiperbárica, psicoterapia, PNL), basado en la teoría del Dr. Hamer, y habiendo estudiado directamente con él, funda la Biología Total o (Total Biology), llevando los hallazgos de Hamer a una nueva perspectiva terapéutica que se enfoca en una visión global del ser humano, sus vivencias, y la solución para revertir muchas dolencias y enfermedades desde la compresión resolutiva del conflicto originario.

**Dr. Salomón Sellam** también discípulo del Dr. Hamer desarrollo tanto la teoría transgeneracional como el redescubrimiento del muy conocido "El Síndrome de Gisant". Estos diferentes procesos evolutivos; permitieron comprender mejor la importancia que tiene la terapia transgeneracional en nuestras vidas. Según su investigación arrojo que la transmisión transgeneracional de las memorias emocionales que heredamos de nuestros ancestros y la huella emocional que recibimos de nuestra madre ya desde antes de la concepción, durante el embarazo, en el parto y hasta los ocho años aproximadamente lo que en ocasiones genera enfermedades hereditarias.

Y finalmente **Dr. Enric Corbera** dedicado al estudio de las causas psíquico-emocionales que hay detrás de las enfermedades. Desarrolla la Curación Emocional. Ya que según su teoría la emoción es lo que da sentido a nuestra vida; y que, por tal razón, al encontrar la emoción bloqueada se puede realizar la **BIODESCODIFICACIÓN APLICADA** o una **BIONEUROEMOCIÓN CONSCIENTE** desbloqueando las causas que producen las enfermedades o el AUTO SABOTAJE INTERNO. Permitiendo a los practicantes; mejoras espectaculares, y un equilibrio más holístico entre, pensamiento y emoción, cuerpo y mente trayendo como resultados una vida más equilibrada, sana y libre de enfermedades psicosomáticas.

*** ～～*** ～～*** ～～

Otras ramas de investigaciones más resientes todavía, encontramos la **PSICONEUROINMUNOLOGÍA (PNI)** que es la ciencia que se ocupa de la relación entre pensamientos, sentimientos y acciones. Es decir, es la ciencia que estudia la interacción entre los procesos psíquicos, el Sistema Nervioso (SN), el Sistema Inmune (SI) y el Sistema Endocrino (SE) del cuerpo humano y los procesos corporales que influyen entre ellos. Gracias a ella, se hace cada vez más evidente la relación que existe entre la MENTE y el CUERPO y ciertas enfermedades psicosomáticas, trastornos funcionales y hasta desequilibrios psíquicos.

En relación al impacto que tienen nuestras percepciones MENTE - CUERPO en el estado del ser humano, Aldous Huxley nos enseña que: "La experiencia no es lo que le sucede al hombre, sino lo que ese hombre hace con la experiencia que le sucede".

Para reforzar la idea anterior citaremos una frase de Marco Aurelio: que dice que "Si te sientes angustiado por cualquier cosa externa, el dolor no se debe a la cosa en sí, sino a tu propia estimación sobre ella; así pues, tienes el poder de eliminarlo en cualquier momento".

*** ～～*** ～～*** ～～

A manera de recapitulación los orígenes de la **BIODESCODIFICACIÓN** cobran fuerza gracias a la fusión entre la terapia transgeneracional y muchos de los elementos de otras disciplinas, que se fueron incorporándose gradualmente, y que generaron una nueva y reciente metodología que permitió junto con los avances de la **PNL** o **Programación Neurolingüística**, lo mejor de la investigación científica de las últimas décadas en la **BIONEUROEMOCIÓN**, lo más vanguardista de la psicología moderna, la psicoterapia enfocada en los proceso cuerpo - mente - pensamiento - emoción y la **PSICONEUROINMUNOLOGÍA** producir finalmente mucho más y mejores resultados en las personas que las alternativas ortodoxa tradicionales.

*** ～～*** ～～*** ～～

## SEGUNDA PARTE: Conceptos y Definiciones de BIODESCODIFICACIÓN APLICADA y BIONEUROEMOCIÓN CONSCIENTE.

La BIODESCODIFICACIÓN o BIONEUROEMOCIÓN como hemos aprendido hasta ahora, se podría definir como una de las propuestas curativas naturales más novedosas y efectivas para realmente ayudar al individuo a recobrar el equilibrio holístico cuerpo, mente, pensamiento, emoción, trayendo como resultado una vida más saludable integralmente. Por medio de esta METODOLOGÍA aprendemos a escuchar lo que nuestro cuerpo, mente, pensamiento, emoción quiere decirnos. A través de la Neurobiología y la Neurología (Refiriéndonos a tanto a los pensamientos e ideas, como a las reacciones fisiológicas, biológicas y emocionales sentimientos que son producidos por el individuo) que se manifiestan bien sea por medio de afecciones, síntomas, molestias, estrés, desordenes psíquico-emocionales entre otros. Y estos actúan como una guía principal por medio de la cual podemos guiarnos para iniciar un proceso curativo profundo de sanación. Procedimiento efectivo que tiene la intención de erradicar la causa del AUTO SABOTAJE INTERNO más arraigado que está generando la enfermedad y así comenzar SANACIÓN DEL CUERPO y la MENTE.

## ¿Cómo se lleva a cabo la BIODESCODIFICACIÓN?

Las NEURONAS de nuestro cuerpo simplemente contienen y registra información. Esta información proviene en cada persona, de la herencia genética, de la vida de cada individuo, de lo que sabe, siente, piensa y vive. Cada neurona esta codificada y programada con dicha información, la cual activa su funcionamiento, y provoca que nuestras células, tejidos, y sistemas se comporten de determinada manera. La BIODESCODIFICACIÓN o BIONEUROEMOCIÓN consiste en activar nuevos códigos en las células y crear nuevos patrones neuronales más empoderadores que nos permitan que estas neuronas recobren un comportamiento más saludable y armónico.

## ¿Por qué nos enfermamos?

La perspectiva de la METODOLOGÍA aplicada en la BIODESCODIFICACIÓN o BIONEUROEMOCIÓN nos habla de la enfermedad como la consecuencia de nuestra forma de pensar, sentir y actuar ante las situaciones de la vida. Nuestras creencias personales (mapas mentales o paradigmas) crean códigos en nuestras células o surcos neuronales, los cuales provocan que el cuerpo manifieste ya sea una óptima salud, o genere enfermedades que en su mayoría son psicosomáticas. En otras palabras, si tenemos pensamientos, sentimientos, maneras de actuar limitantes o formas de ver la vida condicionadas o poco conscientes, es posible que la enfermedad se manifestara con más viabilidad, pero también es cierto que, si nuestra manera de vivir es equilibrada y holística, gozaremos de mejor bienestar integral.

## OBJETIVOS DE LA BIODESCODIFICACIÓN-BIONEUROEMOCIÓN

El objetivo de la Biodescodificación o Bioneuroemoción es encontrar el sentido biológico del síntoma, para que el paciente tome consciencia de la respuesta que "el inconsciente está dando como solución biológica". Y de esta manera, vea el proceso de sanación como un medio posible, entendiendo claramente por supuesto, que la enfermedad es algo externo, y que tiene que ver en la mayoría de los casos con nuestros pensamientos, emociones y conductas. Y al tomar conciencia de que estas acciones limitantes conllevan dentro de sí una enfermedad manifiesta, es mucho más rápido el proceso de sanación, ya que al conocer la causa que produjo el síntoma, es mucho más sencillo corregir el trastorno.

En otras palabras, la Biodescodificación o Bioneuroemoción tiene como objetivo conducir a la persona que se encuentra enferma al siguiente interrogante ¿Qué es lo que me ha llevado hasta esta condición de salud? ¿Para qué mi biología se expresa de esa manera? ¿Qué me quiere decir mi cuerpo y que debo corregir en mi vida?

## LA BIODESCODIFICACIÓN EVOLUCIONA A BIONEUROEMOCIÓN

Es importante destacar que inicialmente, en los comienzos de estas disciplinas se utilizaba la BIODESCODIFICACIÓN como un método de origen biológico de visión dual, centrado principalmente en buscar la salud propiamente física, y complementar los tratamientos médicos ortodoxos para mejorar su eficacia a través de la búsqueda de soluciones conductuales y la búsqueda de salud física y corporal.

Al evolucionar las terapias y combinarse con otras ramas Psico-Terapéuticas alternativas centradas más en la MENTE CUERPO. El enfoque de la Biodescodificación cambio de la parte biológica a la parte neurológica. Es decir, se pasó de centrarse en los procesos biológicos (síntoma/enfermedad) para centrarse en los procesos neurológicos (Pensamientos, Sentimientos/Emociones y Acciones = Respuesta). Esto trajo como resultado la aparición del término y la metodología de la Bioneuroemoción como una forma de vivir, que busca el bienestar personal en equilibrio holístico entre la mente, los pensamientos, las emociones y las acciones.

Hoy en día, la BIONEUROEMOCIÓN abarca todos los ámbitos de la persona y da respuesta no solo a los problemas físicos, sino también a las dificultades interpersonales, sociales y, en definitiva, a todas las situaciones que provocan conflictos psíquicos-emocionales. Buscando ampliar la consciencia de forma más humanista, convirtiéndose en una de las herramientas de SANACIÓN más efectivas.

Con la aparición de la Bioneuroemoción, se pretende trascender las creencias individuales, familiares y culturales inconscientes, con el objetivo de lograr la libertad emocional. Promoviendo la perspectiva de que todo lo que vivimos tiene que ver con nosotros y por ende con nuestro bienestar. De ahí que podamos dejar de ser víctimas de una situación (enfermedad manifiesta) y tengamos el poder de SANARNOS A NOSOTROS MISMOS y transformar cualquier dolencia mediante el cambio de percepción en una condición más ecológica, centrada en un mejor estilo de vida más sano y equilibrado entre nuestros pensamientos, emociones y acciones.

**BIODESCODIFICACIÓN APLICADA y BIONEUROEMOCIÓN CONSCIENTE como medio de terapia alternativa.**

Por lo general, estamos acostumbrados o mejor dicho acondicionados a buscar la solución a nuestros problemas de salud, en un lugar consiente. Es decir, que tratamos de arreglar los síntomas de las enfermedades con una forma limitada y auto saboteadora de ver la realidad, a través, bien sea de medicinas, tratamientos o terapias, que son un conjunto de medios de cualquier clase (higiénicos, farmacológicos, quirúrgicos, médicos o físicos) cuya finalidad es la curación o el alivio temporal de las enfermedades.

Pero, para realmente iniciar un proceso alternativo de terapia saludable, que nos ofrezca una verdadera respuestas curativas, regenerativas, sanadoras o LIBERADORAS. Se propone enfocarnos más allá de nuestro consciente limitante auto saboteador, y llegar a esa parte inconsciente de nosotros mismos muchas veces ignorada, pero que influye poderosa y drásticamente en nuestro bienestar.

En el poder del inconsciente o mente subconsciente, es donde se encuentran respuestas asombrosas a lo que el cuerpo manifiesta. Tomar consciencia de nuestro SABOTEADOR INTERNO a través de lo que sentimos y pensamos es la clave de la METODOLOGÍA aplicada en la BIODESCODIFICACIÓN o BIONEUROEMOCIÓN para recobrar la salud del cuerpo y el bienestar psíquico-emocional de forma integral. Ya que cuando se presenta el AUTOSABOTAJE INTERNO EMOCIONAL en forma de PENSAMIENTOS o SENTIMIENTOS formados bien sea por tus creencias, ideas, experiencias u opiniones. Al canalizarlas y encausarlas para nuestro propio provecho, podemos comenzar a trabajar sobre esas manifestaciones (enfermedades o síntomas), y sanarlas o LIBERARLAS.

Uno de los principios fundamentales de la BIODESCODIFICACIÓN APLICADA y la BIONEUROEMOCIÓN CONSCIENTE como medio de terapia alternativa, es que el terapeuta acompañe a la persona que adolece algún tipo de malestar, para que esta pueda hablar, y expresar libremente sus emociones, pensamientos y sentimientos ocultos, al tiempo que se hace consciente de aquel AUTO SABOTAJE INTERNO que no le permite identificarse con el problema. Las soluciones a las complicaciones de salud se hallan en aquello que el paciente tal vez no puede enfrentar, o que ha pasado como algo desapercibido o poco importante para él.

Es importante recordar que muchas de esas emociones negativas solo son el reflejo de nuestros pensamientos y sentimientos junto a la repetición de ciertos hábitos y acondicionamientos mentales que son el resultado de patrones y programaciones limitantes, que, al presentarse de forma consecutiva y permanente, nos comunican que hay algo inadecuado que debemos mejorar o corregir.

*** ~~~*** ~~~*** ~~~

## TERCERA PARTE: Técnicas Básicas de BIODESCODIFICACIÓN APLICADA y BIONEUROEMOCIÓN CONSCIENTE

Para aplicar la BIODESCODIFICACIÓN APLICADA y la técnica de BIONEUROEMOCIÓN CONSCIENTE, tienes que tener presente que un pensamiento negativo una vez comprendido su origen; puede ser transmutado por pensamientos positivos, y las emociones limitantes pueden ser transformadas en sentimientos más efectivos a través de "autoafirmaciones de empoderamiento, ejercicios de autosugestión, auto visualización mental, patrones hipnóticos y terapias alternativas" que te permitan canalizar las energías de manera más adecuada y encausarlas para un bien mayor.

Un PENSAMIENTO NEGATIVO personificado por el RIVAL LOBO NEGRO; atrae más sensaciones, emociones y situaciones negativas.

Pero un PENSAMIENTO POSITIVO a su vez; es mayor, mucho más fuerte y poderoso que un pensamiento negativo. Y de la misma forma; podemos utilizar nuestro GUERRERO INTERNO o LOBO BLANCO que representa LOS PENSAMIENTO POSITIVO adecuadamente para ATRAER sensaciones, emociones, situaciones, acontecimientos, circunstancias, personas con nuestros mismos VALORES y gente positivas que estén en armonía con nuestros PRINCIPIOS.

Porque al hacer un CAMBIO desde un PENSAMIENTO NEGATIVO a un PENSAMIENTO POSITIVO; producimos un cambio en nuestra conciencia y en nuestra estructura mental y psicológica, creando nuevas realidades, acordes a los nuevos patrones de pensamientos empoderados que nos permitirán "{LIBERARNOS}" completamente de ese "{AUTOSABOTAJE INTERNO}" y convertirlo en nuestro aliado. A través de producir una conversación intrapersonal con uno mismo más constructiva y autodirigida, con un propósito claro bien definido para nuestro progreso y crecimiento interior.

En resumen, cuando te enfrentas en el CAMPO DE BATALLA MENTAL con un pensamiento negativo; le haces frente, lo VENCES y lo reemplazas de inmediato por un pensamiento positivo, a través de la Biodescodificación Aplicada o la técnica de Bioneuroemoción Consciente vuelves a centrar tú mente y canalizar tus energías en la dirección correcta, que te permitirá sincronizarte con tú fuerza y poder personal a saber nuestro GUERRERO INTERIOR o LOBO BLANCO que dirige nuestras emociones y sentimientos, trayendo como resultado una manera de vivir más equilibrada y holística, que nos permite finalmente SANARNOS A NOSOTROS MISMOS y gozar de una mejor salud y un bienestar integral.

*** ~~~*** ~~~*** ~~~

## EL AUTOSABOTAJE INTERNO Y SU MISIÓN SECRETA

En resumen; tomar control de nuestro GUERRERO INTERIOR o LOBO BLANCO para alcanzar el éxito; significa sencillamente enfrentar en el CAMPO DE BATALLA, al RIVAL o LOBO NEGRO que habita en cada ser humano y VENCERLO. Se trata de un apasionante viaje hacia la aceptación de uno mismo, hacia la total responsabilidad de tomar conciencia de nuestras acciones y el enriquecimiento personal de tomar el control de nuestros pensamientos y emociones.

El AUTO-SABOTEADOR INTERNO o LOBO NEGRO analizándolo bien, dentro de un contexto equilibrado (Pensamientos, Emociones y Acciones) tiene aspectos muy valiosos. Por ejemplo: Al tomar conciencia de su existencia y canalizar su influencia de forma positiva Nos ayuda a reconocer nuestra vulnerabilidad, encontrar nuestra fuerza interior y redescubrir la esencia de nuestro infinito poder de responsabilidad, para hacernos cargo de nuestra vida y comenzar el proceso de sanación interior.

El primer paso; para VENCER a nuestro RIVAL el AUTO-SABOTEADOR INTERNO, personificado por el LOBO NEGRO es tomar la decisión de vivir y convertirnos en lo que en realidad queremos llegar a SER, centrado en nuestros principios y valores, eligiendo vivir de la mejor manera posible en paz y armonía mental, emocional, tanto con nosotros mismo, como con nuestros semejantes.

Nuestra meta como hemos aprendido hasta ahora no es eliminar del todo al LOBO NEGRO o AUTO-SABOTEADOR INTERNO sino VENCERLO en el CAMPO DE BATALLA y aprovecharnos de su valiosa energía, que pueda proporcionarnos para que deje de ser un RIVAL y convertirlo finalmente en nuestro ALIADO.

Esta acción se reflejará y se manifestará de inmediato en tú vida por medio de la sincronía perfecta entre tus pensamientos y emociones, atrayendo como resultado una VIDA MÁS SANA y EQUILIBRADA.

Como hemos aprendido, el poder que tienen las EMOCIONES NEGATIVAS en nuestra vida, a través de la influencia del LOBO NEGRO o AUTOSABOTAJE INTERNO es limitante si no aprendemos a canalizarla. Muchas personas al estar condicionadas por ellas; viven en piloto automático, generando una serie de conductas, patrones condicionados, actitudes negativas y sentimientos limitantes que obstaculizan el desempeño en todas las áreas de la vida.

*** ~~~*** ~~~*** ~~~

La buena noticia campeones y campeonas es que al darnos cuenta de ese AUTOSABOTAJE INTERNO EMOCIONAL podemos neutralizar sus efectos a través de las HERRAMIENTAS y METODOLOGÍAS de la BIODESCODIFICACIÓN APLICADA y la técnica de BIONEUROEMOCIÓN CONSCIENTE que son disciplinas que nos permiten desarrollar la capacidad de descodificar esos comportamientos autodestructivos y programaciones subconscientes limitantes de una vez por toda.

Éstas disciplinas de Biodescodificación Aplicada y la técnica de Bioneuroemoción Consciente utilizadas juntamente con una adecuada REINGENIERÍA CEREBRAL y una REPROGRAMACIÓN MENTAL correcta finalmente nos permitirán comenzar a expandir nuestra mente consciente a otras dimensiones de pensamientos más elevados. A la vez; que comenzaremos a desarrollar una mayor conciencia, convirtiéndonos finalmente en personas más efectivas y proactivas con la capacidad de resolver conflictos en lugar de generarlos.

Mi propósito para todos ustedes mis amigos lectores es guiarlos como su COACH PERSONAL. Para que nunca más, sean prisionero de ese AUTOSABOTAJE INTERNO EMOCIONAL. Y que, a través de los PRINCIPIOS DE ÉXITO, condensados en todo este libro de forma sugestiva ustedes aprendan a cambiar esos patrones de pensamientos limitantes y transformar esos modelos de conductas incorrectos en "HÁBITOS" más efectivos y "PROGRAMACIONES MENTALES" que favorezcan en su "CRECIMIENTO" y DESARROLLO PERSONAL", permitiéndoles descubrir su propósito de vida "REINVENTARSE" y "CREAR UNA NUEVA Y MEJORADA VERSIÓN DE USTEDES MISMOS"

*** ~~~*** ~~~*** ~~~

Bueno campeones y campeonas, aquí les dejo los enlaces para que puedan descargar de manera gratuita los diccionarios de BIODESCODIFICACIÓN actualizados 2017 - 2018. Con ÍNDICE REFERENCIAL en orden alfabético, por enfermedades, patologías, síntomas, así como también, solución, afirmaciones, terapias alternativas, resolución de conflictos entre otros… Espero que sea de su más completo agrado, para que puedan complementar aún más sobre este fascinante tema y puedan contar con las herramientas para aplicar estos principios de BIONEUROEMOCIÓN a su propia vida.

**http://es.slideshare.net/YlichTarazona/diccionario-bio-emocional-2016-biodescodificacin-aplicada-y-bioneuroemocin-consciente-subido-por-el-coach-ylich-tarazona**

**http://es.slideshare.net/YlichTarazona/diccionario-biodescodificacin-2016-biodescodificacin-aplicada-y-bioneuroemocin-consciente-subido-por-el-coach-ylich-tarazona**

AQUÍ LES DEJO UN BONO ESPECIAL… EL LIBRO DE LOUISE HAY "USTED PUEDE SANAR SU VIDA" espero lo disfruten.

**http://es.slideshare.net/YlichTarazona/louise-l-hay-usted-puede-sanar-su-vida-subido-por-el-coach-ylich-tarazona**

*** ~~~*** ~~~*** ~~~

# CAPÍTULO IV: TÉCNICA DE LIBERACIÓN EMOCIONAL (EFT TAPPING) EQUILIBRIO Y LIBERACIÓN DE LOS CANALES ENERGÉTICOS DEL CUERPO HUMANO

## PRIMERA PARTE: Contexto Histórico, Reseña de los Inicios de la Técnica de Liberación Emocional (EFT) y práctica del Tapping

Para comenzar este interesante capítulo, quiero compartir una breve síntesis de lo que es la TÉCNICA DE LIBERACIÓN EMOCIONAL o EMOTIONAL FREEDOM TECHNIQUE (EFT) por sus siglas en inglés, es una forma de psicoterapia basada en varias teorías de la medicina alternativa incluida la acupuntura, la digito puntura, la programación neurolingüística, la medicina energética y la terapia del campo del pensamiento (TFT). Este procedimiento es una herramienta terapéutica de autoayuda y sanación emocional, muy efectiva para SANARNOS A NOSOTROS MISMOS y liberarnos del autosabotaje, que no son más que batallas internas que se libran en el interior de nuestra mente y cuerpo a cada instante y que son personificadas por ese lobo negro, del cual aprendimos en el primer capítulo del libro.

La TÉCNICA DE LIBERACIÓN EMOCIONAL (EFT) al trabajar con nuestros puntos vitales o meridianos, nos permite canalizar nuestro flujo de energía o Chi, permitiendo equilibrar nuestros canales energéticos y tomar el control de nuestro GUERRERO INTERIOR o LOBO BLANCO, en la lucha por LIBERARNOS de nuestro AUTOSABOTAJE INTERNO EMOCIONAL. Y ésta campeones y campeones es mi intención para ti. Así que sin más preámbulos continuemos.

"La causa de todas las emociones negativas es un desequilibrio en el sistema energético corporal". Esta frase, en pocas palabras, es el motivo del gran porcentaje de éxito de la **Técnica de Liberación Emocional** o (EFT). Cada vez que tienes un pensamiento limitante o recuerdo auto saboteador de un suceso traumático del pasado, se interrumpe el normal flujo de energía o Chi, ya que esa emoción (sentimiento autodestructivo o LOBO NEGRO) queda bloqueando tu sistema energético; y eso, mayormente se experimenta externamente a través de dolores físico, trastornos psicosomáticos o una ráfaga de emociones negativas.

En otras palabras, El AUTOSABOTAJE INTERNO EMOCIONAL o LOBO NEGRO (miedo, odio, rabia, rencor, tristeza, dolor, soledad, etc.) son estados alterados de conciencia; que provocan NUDOS y desordenes en el sistema energético de tu cuerpo. Cuando los canales energéticos o meridianos están ENREDADOS, DESALINEADOS producen dentro de ti, una BATALLAS INTERNA EMOCIONAL que limitan tus movimientos, habilidades, actitudes, pensamientos y emociones. Estos bloqueos o nudos energéticos producen todo tipo de sensaciones, situaciones y emociones no deseadas y desagradables, que afectan tanto tu MENTE como tu CUERPO (Psiquis. - Soma), produciendo alteraciones y hasta enfermedades Psicosomáticas.

Con lo cual, si eliminas el Bloqueo o los Nudos Energético, no el pensamiento o el recuerdo que lo produjo; si no la Energía Estancada. Automáticamente reequilibras el normal flujo energético del cuerpo; y consecuentemente trae como resultado que se "LIBERA" tu GUERRERO INTERIOR o LOBO BLANCO, permitiendo desvanecer los dolores físico, los trastornos psicosomáticos y todas las ráfagas de emociones negativas.

*** ~~~*** ~~~*** ~~~

En otras palabras, con el simple hecho de aplicar la Técnica de Liberación Emocional o (EFT) y hacer el "Tapping" sobre algunos de los puntos vitales, o puntos meridianos específicos en tu cuerpo, mientras que al mismo tiempo te repites ciertas frases específicas. Tus Canales energéticos se liberan, y tu energía vital o Chi vuelve a FLUIR LIBREMENTE por todo tu cuerpo permitiendo disipar los sentimientos desagradables y no deseados "Liberando" tu GUERRERO INTERIOR o LOBO BLANCO, que te permite equilibrar holísticamente tanto tu MENTE como tu CUERPO (Psiquis. - Soma), eliminando así, cualquier enfermedad Psicosomática existente.

Según palabras de **GARY CRAIG**, la **Técnica de Liberación Emocional** supone un cambio en el paradigma del mundo de la psicoterapia. Ya que como él (EFT - Tapping) no forma parte de las técnicas convencionales de terapias alternativas, se recomienda tener una mente abierta y bien dispuesta al momento de practicarla. Ya que al trabajar correctamente el EFT a través del "TAPPING" nuestros canales energéticos, la energía de nuestro cuerpo vuelve a restablecerse de nuevo y FLUIR LIBREMENTE. ¡Permitiéndonos sentirnos bien una vez más! LIBERÁNDONOS completamente del AUTOSABOTAJE INTERNO EMOCIONAL. Y eso amigo(a) mío es el resultado final, que nos brinda la Técnica de Liberación Emocional o (EFT).

*** ~~~*** ~~~*** ~~~

## ¿Inicios de la TÉCNICA DE LIBERACIÓN EMOCIONAL (EFT)?

En los años 70s, el Psicólogo **Dr. Roger Callahan** combinó los elementos de la Teoría **Cuántica la Kinesiología** y la **Acupuntura** para empezar a sanar a pacientes con fobias y desórdenes causados por el stress. Él usó un sistema de diferentes combinaciones de estímulos táctiles, kinestésicos, para estimular diferentes puntos a través de ciertos toques o golpecitos que realizaba en ciertos puntos meridianos específicos para sanar diferentes problemas. Esta terapia altamente efectiva, fue llamada **Terapia del Campo del Pensamiento (TCP)**.

El psicoterapeuta norteamericano **Gary Craig**, para aquel entonces un ingeniero de Stanford; quien estudió con el Dr. Callahan, extendió el concepto de Terapia del Campo del Pensamiento (TCP) al concebir un conjunto de puntos vitales, o meridianos más propicios para los toques o golpecitos, ya que se dio cuenta que eran más fáciles de aprender y recordar. Él llamó a su sistema **Técnica de Liberación Emocional** o (**EFT**). Desde su concepción, el (**EFT - Tapping**) ha tenido mayor aceptación y reconocimiento mundial. Con más y más practicantes, profesionales, terapeutas y muchos otros especialistas alrededor del mundo practicando la Técnica de Liberación Emocional (EFT - Tapping) como terapia alternativa de salud… Ahora más licenciados en sanación emocional, también usan el (EFT - Tapping) como parte de su repertorio. Sin embargo, la técnica básica ha sido puesta a disposición de todos, sí, la misma técnica que aprenderás en este libro…

*** ~~~*** ~~~*** ~~~

## ¿Qué es la TÉCNICA DE LIBERACIÓN EMOCIONAL (EFT)?

**EMOTIONAL FREEDOM TECHNIQUE** o **(EFT)** por sus siglas en inglés, y que traducidas al español significa "**TÉCNICA DE LIBERACIÓN EMOCIONAL**". La Técnica de Liberación Emocional forma parte de una categoría nueva de procedimientos y protocolos que son conocidas mundialmente también como "**Las Terapias Energéticas**" o "**Terapias para la Liberación de los Canales Energéticos**". Esta metodología fue creada y desarrollada por el reconocido psicoterapeuta norteamericano Gary Craig.

La TÉCNICA DE LIBERACIÓN EMOCIONAL es un procedimiento corto, que se puede aprender y aplicar fácilmente, para obtener un cambio dinámico, positivo y transcendental en nuestra vida. El EFT como se le conoce también por sus siglas en inglés; está basado en la premisa de que **LA CAUSA DE TODAS LAS EMOCIONES NEGATIVAS, ES UNA INTERRUPCIÓN DEL FLUJO ENERGÉTICO DEL CUERPO**. El TAPPING; a su vez (término anglosajón empleado para denominar una serie de golpes rítmicos "digito-puntura" utilizado en los procedimientos del EFT). El (EFT - Tapping) se trata de una combinación de frases cortas muy sencillas, que se decretan en voz alta, junto con la estimulación táctil de puntos específicos de energía en el cuerpo, que restablece el normal fluido de los canales energéticos.

Dicha estimulación de estos puntos energéticos, desalojan, dispersan y liberan la energía no deseada, que ha quedado bloqueada, y permite que la energía natural de nuestro cuerpo se restablezca y vuelva a fluir normalmente en nuestro sistema.

Hoy día, La Técnica de Liberación Emocional o (EFT) forma parte de las denominadas "técnicas de psicología de avanzada", métodos alternativos que parten de la creencia de que la mente y el cuerpo están interconectadas entre sí; y que, por tal razón, deben ser tratados de forma conjunta, sinérgica, holística e integral (tal y como sucede en la medicina tradicional china).

***RECORDEMOS QUE****: La Técnica de Liberación Emocional o (EFT) parte de la primicia de que la causa de todo desequilibrio emocional es una interrupción del libre fluido en el sistema energético del cuerpo.*

**La Técnica de Liberación Emocional o (EFT - Tapping) trabaja con la mente y con el cuerpo en una doble vertiente.**

La Intervención Física del procedimiento se realiza a través del contacto físico ligero "pequeños toquecitos o golpecitos" *(Tacto Kinestésico)* que se ejecutan en los meridianos *(aquellos puntos vitales del cuerpo donde confluye una mayor cantidad de Energía o Chi "Utilizada y Conocida mayormente en la Acupuntura Tradicional China")*. Mientras que la **Intervención Psicológica** se consigue estando enfocado conscientemente en el asunto que queremos tratar, a través de una *"combinación de frases cortas muy sencillas, que se decretan en alta voz"*.

La **"Estimulación o Intervención Física"** *(Contacto Kinestésico)* estando enfocado mentalmente en el problema que tenemos **"Motivación de Propósito" o Intervención Psicológica** *(Decreto Verbal)*, en un 90% de las ocasiones, consigue reestablecer el libre flujo energético y "LIBERAR" esa emoción estancada. Hay que resaltar, que los recuerdos sobre ese acontecimiento en particular aún siguen ahí, pero la carga emocional, que se había creado, y que se había quedado estancada en nuestro cuerpo, queda liberada. Produciendo la liberación de la emoción y dejando fluir nuevamente el normal flujo energético en los puntos meridianos del cuerpo, restableciendo de esta forma, el orden natural de nuestro sistema energético.

Generalmente suele bastar con una a tres sesiones de (EFT - Tapping) para abordar molestias sencillas, que no llevan mucho tiempo arraigadas en nosotros; COMO, POR EJEMPLO: Una discusión acalorada, la vergüenza tras un acontecimiento bochornoso, miedo ante una circunstancia especifica... pequeñas fobias o traumas. Y entre siete a nueve sesiones de (EFT - Tapping) para abordar heridas psicoemocionales más graves o antiguos, y afrontar problemas psicopatológicos que han ido derivando en otros nuevos traumas o trastornos psicosomáticos.

*** ~~*** ~~*** ~~

## ¿Quién puede usar la TÉCNICA DE LIBERACIÓN EMOCIONAL?

El (EFT - Tapping) es beneficioso tanto para hombres como para mujeres. Y puede ser usado para bebes, niños, jóvenes, adultos y ancianos. Lo podemos utilizar en nosotros mismos (Auto - Tapping), o en nuestros amigos, familiares, conocidos, socios, clientes pacientes y coachees. Haciendo de La Técnica de Liberación Emocional una excelente alternativa para LIBERARNOS del AUTOSABOTAJE, que no son más que BATALLAS INTERNA que se libran en el interior de nuestra mente a cada instante personificadas siempre por ese LOBO NEGRO. En otras palabras, la TÉCNICA DE LIBERACIÓN EMOCIONAL (EFT) al trabajar con nuestros puntos vitales o meridianos, nos permite canalizar nuestro flujo de energía o Chi, permitiendo equilibrar nuestros canales energéticos y tomar el control de nuestro GUERRERO INTERIOR o LOBO BLANCO, en la lucha por LIBERARNOS de nuestro AUTOSABOTAJE INTERNO EMOCIONAL.

La Técnica de Liberación Emocional o (EFT - Tapping) puede considerarse como un procedimiento simple, pero efectivo. Es un proceso terapéutico elegante, dinámico y eficaz para liberar nuestros canales energéticos, y dejar fluir nuevamente el libro flujo de energía Chi, por los puntos o meridianos de nuestro cuerpo. El EFT - Tapping al combinar la psicología, la teoría cuántica, los principios de la acupuntura y otros procesos energéticos de las culturas asiáticas, puede usarse para manejar problemas en casi cualquier área de nuestras vidas, tanto: física, emocional, mental, como espiritual. También puede ser usada para restablecer nuestras relaciones (familiares, de pareja o laboral), armonizar con nuestras finanzas, nuestro entorno o medio ambiente, con nuestros sueños, metas y objetivos, también sirve para conectarnos con nuestro campo sexual, y mucho más.

*** ~~*** ~~*** ~~

## ¿Cómo funciona la TÉCNICA DE LIBERACIÓN EMOCIONAL?

El (EFT) usa elementos de la acupuntura, pero sin utilizar las tradicionales agujas. Por lo que el (Tapping) es denominado por mucho como **DIGITO PUNTURA** *(Contacto Kinestésico con las puntas o yema de los dedos),* que sirve para estimular los meridianos *(los meridianos son los canales energéticos o puntos vitales, por los que fluye la energía* *o Chi. Si trabajas sobre estos puntos específicos situados sobre la piel, que son muy sensibles al tacto, este contacto influyes positivamente en el interior de nuestro cuerpo).* Con esto lo que logramos, es permitir que la energía vital o "Chi" ... vuelva a fluir libremente y "LIBERE" la emoción estancada.

La Técnica de Liberación Emocional o (EFT - Tapping) tiene una gran ventaja, comparadas con otras terapias alternativas. La razón; es que, una vez aprendida e interiorizada la técnica, es muy sencilla de utilizar, incluso de forma inconsciente, y en cualquier lugar sin que nadie que esté a tu alrededor se dé cuenta.

*** ~~*** ~~*** ~~

## COMO APRENDEMOS A NADAR: ¿Observado o Nadando?

¿Qué prefieres que haga hablarte acerca de cómo aprender natación o dejar que aprendas entrando al agua y dejarte nadar por ti mismo?

En esta corta lección, voy a compartirte un Ejemplo Alegórico para transmitirte una enseñanza muy poderosa. Mi propósito en este punto; es hacerte entender de manera figurada; cómo se pueden aprender la Técnica de Liberación Emocional de manera muy simple y sencilla para que cualquier persona pueda entenderla y APLICARLA A SU PROPIA VIDA. Para comenzar a aplicar el (EFT - Tapping); es un proceso, en el cual tú mismo debes tener el deseo de hacerlo, y tomar acción para que eso suceda, y poder tener los resultados esperados en tu propia vida.

*** ~~*** ~~*** ~~

*¡IMAGÍNATE! Es como querer aprender a nadar, pero solo tienes la teoría que adquiriste después de haber leído un gran libro sobre natación escrito por uno de los mejores atletas del mundo. ¿Crees que solo con LEER, te haría un gran nadador? NO; ¿Verdad? LEER es, solo parte de lo que necesita hacer para lograr tu propósito, ¿Cierto? El verdadero reto comienza cuando te lanza por primera vez al mar, y comienzas a aplicar aquello conocimientos que habías leído y aprendido en aquel extraordinario libro... Ahora te pregunto ¿Crees que, con lanzarte la primera vez a la piscina, ya es suficiente para hacerte un gran atleta? NO; ¿Verdad? Tampoco ya que eso fue, solo parte del proceso de tu entrenamiento, para comenzar a desarrollar las habilidades de un excelente nadador; que, con la práctica continua, es lo que finalmente te permitirá convertirte en aquello que te has propuesto lograr... Mi invitación es que a medida que vas leyendo este libro, te vayas lanzando al agua y vallas practicando lo que vas aprendiendo, y así tendrás resultado pasó a paso, en tú camino a la excelencia personal.*

*** ~~*** ~~*** ~~

*Interesante reflexión ¿Cierto?... Permíteme compartirte otro ejemplo... ¿Cómo aprenderías más acerca de una fruta? ¿Comiendo de ella o que te hablen de ella? POR EJEMPLO: Imaginemos que te hablo acerca de una rica y deliciosa manzana, ¿Cómo aprenderías más, dejándote comer una manzana, hablándote solo sobre ella, o permitirme hacer AMBAS? Como podrás haberte dado cuenta ya; con este ejemplo, es obvio que tú aprenderías más acerca de las manzanas si las pruebas tú mismo, aunque solo comieras un pedacito muy pequeño, que si yo paso los próximos diez años hablándote de ellas. ¿Cierto?...*

*En otras palabras; mi apreciado lector; yo te podría hablar y enseñar mucho sobre la Técnica de Liberación Emocional o (EFT - Tapping) en todo este extraordinario libro que estás leyendo, pero solo hasta que tú lo experimentes, por ti mismo, no vas a tener una idea real de lo que estas técnicas pueden hacer por ti. Recuerda que para poder aprender a nadar y saber más acerca de una manzana, lo que tienes que hacer después de leer es poner en acción lo que has aprendido. Es decir, que, para aprender a nadar, una vez que tienes la teoría, debes lanzarte al mar a nadar para convertirte en el atleta de natación que puedes y quieres llegar a SER... Y para conocer más acerca de la manzana, deberás probarla por ti mismo, sentir su sabor, textura, forma, ver su color, sentir su olor. Ya que solo de esta manera, es que esa información se hará parte de tus registros inconscientes, permitiéndote incorporar en tu mente consciente la información de la manzana. Lo que te permitirá aprender por experiencia propia más acerca de ella. Así mismo; sucede lo mismo con la Técnica de Liberación Emocional o (EFT - Tapping)*

*** ~~~*** ~~~*** ~~~

## SEGUNDA PARTE: LA RECETA o PUNTOS BÁSICOS PARA REALIZAR EL (EFT - TAPPING)

Bueno campeones y campeones, hemos llegado a la parte de la práctica, donde aprenderemos a cómo utilizar la Técnica de Liberación Emocional o (EFT - Tapping) que es un procedimiento muy sencillo y práctico, una vez que conocemos los pasos a seguir, y cumplimos con algunos principios esenciales.

Para continuar, voy a enseñarte y señalarte dónde están situados cada uno de los Puntos Vitales de la **RECETA BÁSICA** y la **AVANZADA** donde debes hacer el "TAPPING" (Contacto Kinestésico con las puntas de los dedos, que sirve para estimular los meridianos en cada uno de los puntos vitales). Es indiferente cuál de los 2 lado del cuerpo elijas utilizar el tapping y estimular los canales energéticos, bien sea el lado derecho o el lado izquierdo del cuerpo, tú decides. Incluso puedes cambiar de dirección en mitad de una secuencia o combinar los meridianos si sientes que debes hacerlo, recuerda que el (EFT - Tapping) tiene una parte intuitiva.

***PUNTO DE INTERÉS**: El psicoterapeuta norteamericano Gary Craig creador y desarrollador de la Técnica de Liberación Emocional o (EFT) recomienda que uses para realizar el Tapping tu mano dominante, es decir, la mano que empleas para escribir. Por lo cual; si eres "diestro", lo habitual es trabajar el tapping sobre el lado izquierdo de tu cuerpo. Y si eres zurdo, sobre el lado derecho. ¿Vez que simple?*

*** ~~~*** ~~~*** ~~~

Antes de continuar; voy a definir un término de cual ya hemos hablado antes, y que hemos utilizado varias veces, como parte de la Técnica de Liberación Emocional o (EFT) y es el "Tapping". El TAPPING es un término anglosajón empleado para denominar una serie de golpecitos "pequeños toquecitos" rítmicos también conocidos como "digito puntura" que son utilizados en los procedimientos del EFT. Esta serie de golpecitos "pequeños toquecitos" rítmicos realizados en el tapping se realizan en cada uno de los puntos vitales o meridianos (canales energéticos) señalados. De forma suave pero firme y constante. Entre unos cinco, siete a nueve toques por cada punto señalado, aunque no es necesario que cuentes.

A Modo de Recapitulación, el (**EFT - Tapping**) se trata de una combinación holística, sinérgica e integral de frases cortas muy sencillas, que se decretan en voz alta "Motivación de Propósito o Intervención Psicológica (**Decreto Verbal**)", junto con la estimulación táctil de puntos específicos de energía en el cuerpo "Estimulación o Intervención Física" (**Contacto Kinestésico**), que restablece el normal fluido de los canales energéticos. Dicha estimulación de estos puntos energéticos, desalojan, dispersan y liberan la energía no deseada, que ha quedado bloqueada, y permite que la energía natural o Chi de nuestro cuerpo, se restablezca y vuelva a fluir normalmente en nuestro sistema meridiano del cuerpo.

*** ~~~*** ~~~*** ~~~

## RECETA BÁSICA o Puntos Básicos:

Aquí te presento los puntos vitales, meridianos o canales energéticos utilizados en el (**TAPPING**). Para mayor comprensión de la **TÉCNICA DE LIBERACIÓN EMOCIONAL**, observa atentamente cada uno de los gráficos que ilustran y representan los Puntos Básicos de la Receta Básica del (**EFT - Tapping**)

### Punto Vital de la Corona (CO)

Este Punto Meridiano en ocasiones también forma parte de la Receta Básica

**Corona**: PARTE DEL CUERPO: La coronilla o parte superior de la cabeza. ÓRGANO: Se corresponde con el meridiano de la vejiga. EFECTO: Libera el miedo y la inhibición y permite la valentía.

### Puntos Vitales del Rostro "Ce, LO, BO, BN y BL"

**Inicio de la Ceja**: Justo donde comienza la ceja, en la parte donde el hueso de detrás de la ceja se une con el de la nariz. *Este punto se abrevia **Ce** por la inicial de Ceja.*

**Lado del Ojo**: Sería donde acaba la ceja, en el hueso redondeado a la orilla externa que protege lateralmente el ojo. Es decir, el hueso que está al lado, que marca el rabillo del ojo. *Este punto se abrevia **LO** por Lado del Ojo.*

**Bajo el Ojo**: Sobre el hueso que está justo debajo del ojo, en línea vertical con la pupila si miras de frente. Es decir, el hueso, en línea vertical con la pupila, debajo del ojo, sobre el hueso del pómulo. *Este punto se abrevia **BO** por Bajo el Ojo.*

**Bajo la Nariz**: Justo en el área que hay entre la nariz y el labio superior. Es decir; en la zona pequeña ondulada, en forma de U, que se encuentra al centro entre la nariz y el labio superior. *Este punto se abrevia **BN** por Bajo la Nariz.*

**Bajo los Labios**: Justo debajo de la boca, entre el labio inferior y la barbilla o mentón. Es decir; bajo la boca, exactamente debajo el labio inferior y sobre el mentón, entre el centro de ambas, donde se marca el inicio de la barbilla. *Este punto se abrevia **BL** por Bajo los Labios.*

**RECETA BÁSICA o Puntos Básicos: Vea la siguiente Imagen**

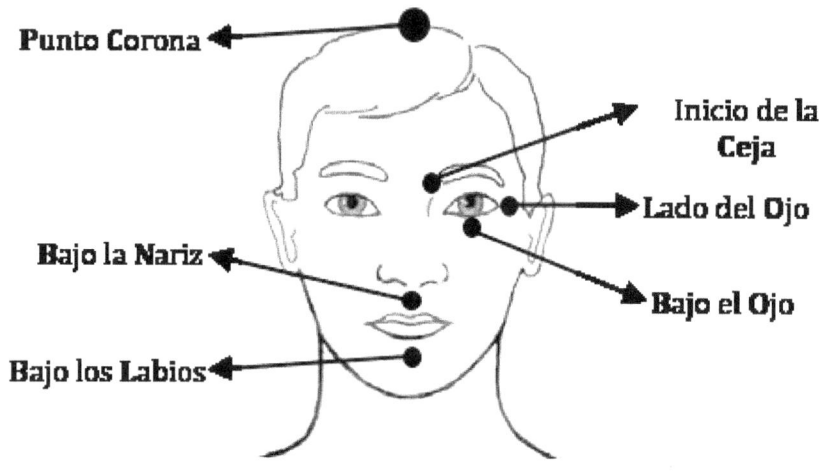

## <u>Puntos Vitales Corona "CO" y Rostro "Ce, LO, BO, BN y BL"</u>

Las abreviaturas para estos puntos vitales, puntos básicos, meridianos o canales energéticos de la imagen anterior se resumen en el mismo orden en que son presentados arriba.

**CO** = Centro de la **Co**rona

**CE** = Inicio de la **Ce**ja

**LO** = **L**ado del **O**jo

**BO** = **B**ajo el **O**jo

**BN** = **B**ajo la **N**ariz

**BL** = **B**ajo los **L**abios

*** ~~~*** ~~~*** ~~~

### Punto Vital de la Clavícula (CL)

**Punto de la Clavícula**: Este punto está situado en el inicio en el ángulo formado por la unión donde empieza la clavícula y el esternón. Es decir; es el punto de intersección, donde el esternón (hueso del pecho), el inicio de clavícula y la primera costilla se encuentran. *Este punto se abrevia **CL**, por Clavícula* "Aun cuando no se encuentra exactamente sobre la clavícula misma".

### Los Puntos Vitales Bajo el Brazo (BB)

Bajo el Brazo: Punto situado en el costado del cuerpo justo debajo de la axila, más o menos en un punto a la altura del pezón en lineal horizontal (para los hombres) o a la mitad de la tira del sujetador del sostén (para las mujeres). Es decir; este punto se encuentra aproximadamente a unos 7 a 10 centímetros, o unos 4 dedos por debajo de la axila. *Este punto se abrevia **BB** por Bajo el Brazo.*

### RECETA BÁSICA o Puntos Básicos: Vea la siguiente Imagen

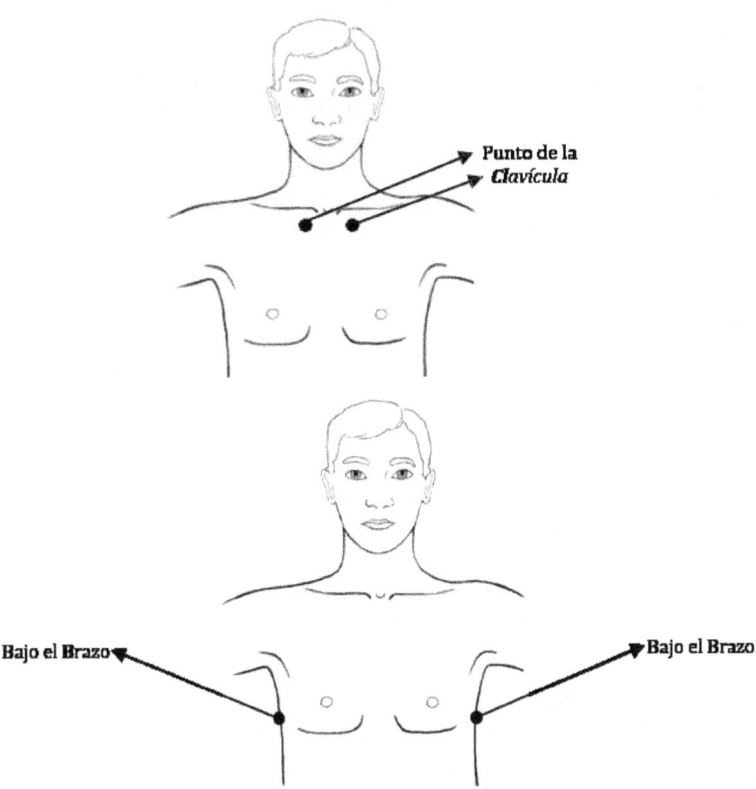

**Puntos Vitales Pecho "CL, BB"**

Las abreviaturas para estos puntos vitales, puntos básicos, meridianos o canales energéticos de la imagen anterior se resumen en el mismo orden en que son presentados arriba.

**CL** = **Cl**avícula = Receta Básica

**BB** = **B**ajo el **B**razo = Receta Básica

### RECETA AVANZADA o Puntos Avanzados:

Aquí te presento los puntos vitales, meridianos o canales energéticos utilizados en el (TAPPING). Para mayor comprensión de la **TÉCNICA DE LIBERACIÓN EMOCIONAL**, observa atentamente cada uno de los gráficos que ilustran y representan los Puntos Avanzados adicionales a Receta Básica del (**EFT - Tapping**)

### Los Puntos Vitales Avanzado Bajo el Pecho y Bajo la Telilla (BP - BT)

Estos Punto Meridiano en ocasiones forma parte de la Receta Avanzada

**Bajo el Pecho**: Este punto estaría situado justo por debajo de los músculos pectorales en línea vertical a las tetillas (para los hombres) o donde finaliza el seno de las mujeres, sobre las costillas (para las mujeres). Es decir; está situado en las costillas, a unos 3 a 5 centímetros por debajo de la tetilla en el hombre, y en la base del pecho para la mujer, donde la piel del seno se junta con la pared torácica. *Este punto se abrevia BP, por Bajo el Pecho. O también BT, por Bajo la Tetilla.*

**Nota de Interés**: Este punto vital a veces es incómodo de localizar para las mujeres. Por tal razón; hay terapeutas que lo eliminan, sin embargo, es muy efectivo.

### Punto Sensible o Zona Dolorosa (PS - ZD)

**La Zona Dolorosa**. Es el punto situado a los lados del pecho, donde te pondrías un botón o chapa (Vistosa o de Adorno decorativo). Para ubicarlo solo presiona suavemente con las yemas de los dedos hasta localizar una zona a uno de los lados del pecho que en forma de un pequeño hendimiento o hundimiento que resulte molesta y un poco más que dolorosa al tacto que las demás. Es decir; para localizar los Puntos Sensibles lo que debes hacer es:

**1.-** Coloca tu dedo índice en el hendimiento o hundimiento entre la clavícula.

**2.-** Estira el pulgar y el resto de los dedos lo más que puedas.

**3.-** El Punto Sensible es el que se encuentra aproximadamente al final del dedo pulgar y el dedo anular (anillo). Si no se siente un dolor, o se tiene la sensación de tocar un punto sensible más débil, entonces palpa alrededor hasta que encuentres ese punto que sea más sensible (así se siente porque se trata de un punto de drenaje linfático y usualmente es sensible al tacto; no va a pasar nada si lo frotas, pero evita hacerlo con demasiada fuerza para no lastimarte) …

**PUNTO DE INTERÉS**: Es de vital importancia notar que los puntos meridianos utilizados en la práctica del (EFT) van en forma descendente (De arriba hacia abajo) por el cuerpo. Esto quiere decir que, cada punto del (Tapping) está debajo del anterior. Esto permite memorizarlos en un instante, de manera muy sencilla, cuando se ejecutan correctamente. Por tal razón; te invito a realizar algunos recorridos a través de los puntos vitales, puntos básicos, meridianos o canales energéticos y veras como te lo aprenderás y los recordarás fácilmente para siempre.

*** ~~~*** ~~~*** ~~~

**RECETA AVANZADA o Puntos Avanzados: Vea la siguiente Imagen**

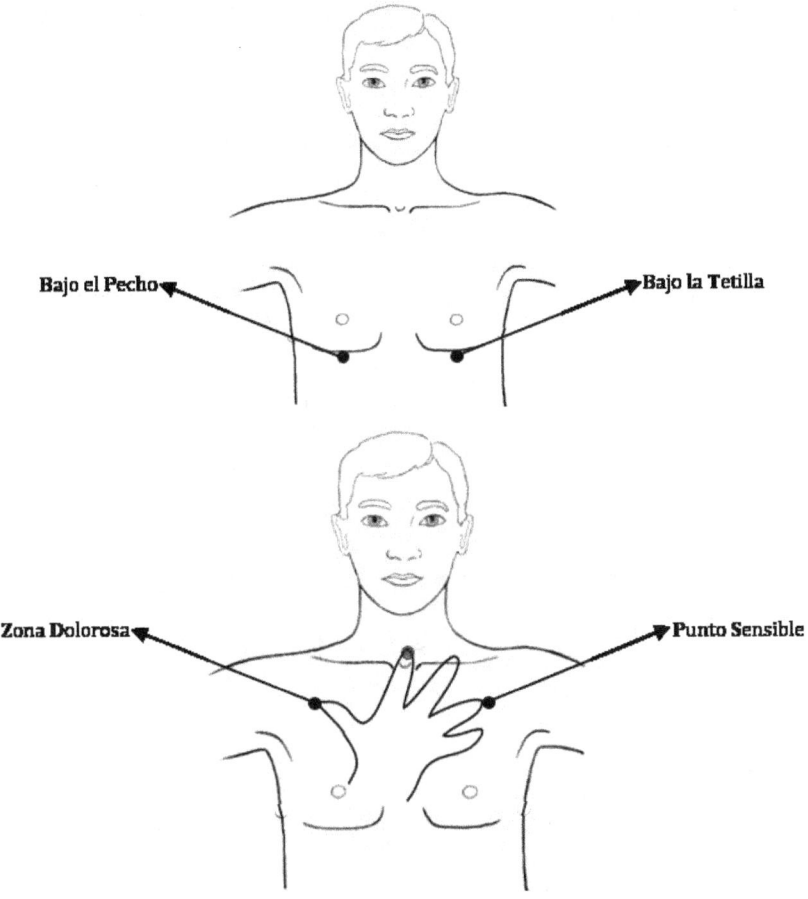

Bajo el Pecho

Bajo la Tetilla

Zona Dolorosa

Punto Sensible

**Puntos Vitales Pecho "BP o PT, PS o ZD"**

Las abreviaturas para estos puntos vitales, puntos básicos, meridianos o canales energéticos de la imagen anterior se resumen en el mismo orden en que son presentados arriba.

**BP - PT** = **B**ajo el **P**echo "o" **B**ajo la **T**etilla = Receta Avanzada

**PS - ZD** = **P**unto **S**ensible o **Z**ona **D**olorosa = Receta Avanzada

*** ~~*** ~~*** ~~

## Puntos Vitales de la Mano "DP, DI, DC, DM, GM y PK"

Los puntos energéticos o meridianos de los dedos **Pulgar**, **Índice**, **Medio** y **Meñique**, se localizan lateralmente, en línea con la base de la uña.

**Dedo Pulgar**: Este punto se encuentra ubicado en la parte inferior de la uña, a la altura de la base exterior de la uña de tu dedo pulgar en dirección mirando hacia el pecho. Es decir, en el borde inferior del dedo señalado, en línea con la base de la uña al borde exterior del pulgar más lejano a los otros dedos. *Este punto se abrevia **Pu**, por Pulgar o **DP** por Dedo Pulgar.*

**Dedo Índice**: Este punto se encuentra ubicado en la parte inferior de la uña, a la altura de la base exterior de la uña de tu dedo índice (en el lado más cercano al pulgar). Es decir, a la altura de la base de la uña. *Este punto se abrevia **DI**, por Dedo Índice.*

**Dedo Medio o Corazón**: Este punto se encuentra ubicado en la parte inferior de la uña, a la altura de la base exterior de la uña de tu dedo medio o corazón (en el lado más cercano al pulgar). Es decir, a la altura de la base de la uña. *Este punto se abrevia **DM** o **DMc**, por Dedo Medio Corazón.*

**Dedo Meñique**: Este punto se encuentra ubicado en la parte inferior de la uña, a la altura de la base exterior de la uña de tu dedo meñique (en el lado más cercano al pulgar). Es decir, a la altura de la base de la uña. *Este punto se abrevia **DMe**, o **Me** por Dedo Meñique.*

\*\*\* ~~~\*\*\* ~~~\*\*\* ~~~

**Punto Gamas**. Este punto se encuentra ubicado un poco antes de los nudillos de los dedos meñique y anular, en línea con el punto central entre estos dos.

**Punto de las Gamas**: También conocido como **Procedimiento Gama 9 Rangos (Gamut)** que se encuentra localizado justo en la hendidura en la parte superior de la mano, entre el comienzo del dedo meñique y el dedo anular (anillo) bajo los nudillos. Es decir; el Punto Gama, es el punto meridiano que está en el dorso de las manos, a 1 centímetro por debajo del punto central entre los nudillos a la base del dedo meñique y el dedo anular. *Este punto se abrevia **PG**, por Punto Gama.*

\*\*\* ~~~\*\*\* ~~~\*\*\* ~~~

**Punto del Golpe de Kárate o El Punto de la Amistad**: Este punto se encuentra ubicado en el borde de la mano, en el punto que usarías para dar un golpe de kárate con el empeine de la mano (de ahí su nombre). O punto de la amistad, ya que cuando le extendemos cordialmente nuestra mano a una persona, al apretar ambas manos hacemos CONEXIÓN con este punto vital, es ahí donde conectamos con otros (de ahí su nombre).

**Punto de Kárate**: Es el punto que se encuentra ubicado en el lado lateral de la mano, en el punto intermedio entre la muñeca y el nacimiento del dedo meñique. Es decir, Punto kárate está ubicado en el borde inferior de la mano, en medio de la parte más carnosa, entre la muñeca y la base del dedo meñique. Este punto se abrevia PK, por Punto Karate o PA, por Punto de Amistad.

\*\*\* ~~~\*\*\* ~~~\*\*\* ~~~

# RECETA AVANZADA o Puntos Avanzados: Vea la siguiente Imagen

## Puntos Vitales de la Mano "DP, DI, DM o DC, Me o DMe" - "GM y PK"

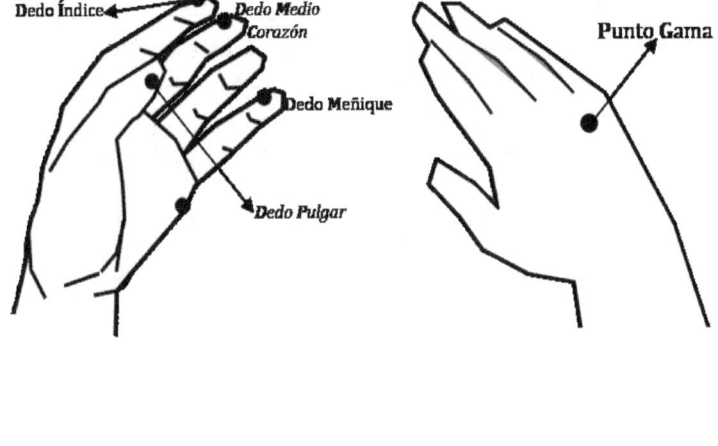

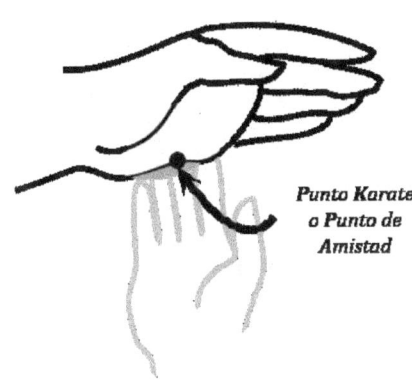

## Puntos Vitales de la Mano "DP, DI, DM o DC, Me o DMe" - "GM y PK"

Las abreviaturas para estos puntos vitales, puntos básicos, meridianos o canales energéticos de la imagen anterior se resumen en el mismo orden en que son presentados arriba.

**DP** = Dedo Pulgar

**DI** = Dedo Índice

**DM o DC** = Dedo Medio "o" Dedo Corazón

**Me o DMe** = Dedo Meñique

**PG** = Punto Gama

**PK o PA**= Punto Karate "o" Punto Amistad.

*** ~~~*** ~~~*** ~~

Como hemos aprendido hasta ahora existen **16 PUNTOS VITALES**, o por lo menos estos son los más conocidos y utilizados en el (**TAPPING**). Para mayor comprensión de la **TÉCNICA DE LIBERACIÓN EMOCIONAL**, observa atentamente cada uno de los gráficos anteriores que ilustran y representan la **Receta Básica** junto a los **Puntos Avanzados** adicionales del (**EFT - Tapping**).

Las abreviaturas para estos 16 puntos vitales, puntos básicos, meridianos o canales energéticos se resumen en el mismo orden en que fueron presentados arriba.

Es de vital importancia, aprenderse y memorizarse correctamente todos los puntos vitales, puntos básicos, meridianos o canales energéticos. Por tal razón; tómate tu tiempo para localizar cada uno de ellos, sabrás que estás en la posición correcta porque "sentirás" que ese punto es diferente a los demás.

### Puntos Vitales Corona "CO" y Rostro "Ce, LO, BO, BN y BL"

**CO** = Centro de la **Co**rona

**CE** = Inicio de la **Ce**ja

**LO** = **L**ado del **O**jo

**BO** = **B**ajo el **O**jo

**BN** = **B**ajo la **N**ariz

**BL** = **B**ajo los **L**abios

### Puntos Vitales Receta Básica - Pecho "CL, BB"

**CL** = **Cl**avícula = Receta Básica

**BB** = **B**ajo el **B**razo = Receta Básica

### Los Puntos Vitales Avanzado Bajo el Pecho y Bajo la Telilla (BP - BT)

**BP - PT** = **B**ajo el **P**echo "o" **B**ajo la **T**etilla = Receta Avanzada

**PS - ZD** = **P**unto **S**ensible o **Z**ona **D**olorosa = Receta Avanzada

### Puntos Vitales de la Mano "DP, DI, DM o DC, Me o DMe" - "GM y PK"

**DP** = **D**edo **P**ulgar

**DI** = **D**edo **Í**ndice

**DM** o **DC** = **D**edo **M**edio "o" **D**edo **C**orazón

**Me** o **DMe** = **D**edo **Me**ñique

**PG** = **P**unto **G**ama

**PK** o **PA** = **P**unto **K**arate "o" **P**unto **A**mistad.

*** ~~~*** ~~~*** ~~~

Para continuar, podemos reafirmar que: Todo bloqueo energético de nuestro Sistema Meridiano se puede LIBERAR apropiadamente con la TÉCNICA DE LIBERACIÓN EMOCIONAL aplicando el (EFT- Tapping) en los siguientes Puntos Vitales de la RECETA BÁSICA y AVANZADA:

## PARTE DEL CUERPO, ÓRGANO, EFECTO

| PARTE DEL CUERPO | ÓRGANO | EFECTO |
|---|---|---|
| La coronilla o parte superior de la cabeza | Se corresponde con el meridiano de la vejiga. | Libera el miedo y la inhibición y permite la valentía. |

•Estrés, ansiedad, miedos, fobias, inseguridad, apatía, depresión

•Rabia, ira, rencor, culpa, tristeza, soledad, duelo

•Frustración, autosabotaje

•Adicciones -comida, tabaco, etc.

•Trastorno Obsesivo Compulsivo.

•Dolor físico en general, migrañas, insomnio, fibromialgia.

•Mejora de la capacidad de aprendizaje, del rendimiento profesional y del rendimiento deportivo.

•Liberar patrones emocionales que nos tienen anclados en la escasez y la frustración.

*** ~~*** ~~*** ~~

# TERCERA PARTE: RECETA BÁSICA DEL PROCESOS (EFT) EJERCICIOS PRÁCTICOS PARA EJECUTAR LOS PUNTOS (TAPPING)

En este libro, así como en las sesiones terapéuticas, conferencias presenciales y en las versiones en audio y video (webinars y podcasts) se usa una versión modificada de la "Receta Básica" y "Avanzada" de la Técnica de Liberación Emocional o (EFT Tapping).

A continuación, explicaré detalladamente los pasos básicos y avanzados en una serie de ejercicios prácticos. Pero antes de hacerlo, voy a compartirte algunos conceptos preliminares que son de vital importancia para poder comprender y aplicar correctamente la Técnica de Liberación Emocional o (EFT Tapping).

**El Reconocimiento del Problema, La Preparación, el Medidor de Intensidad, la Frase Recordatoria entre otros.**

Una vez aprendida, la Receta Básica y Avanzada, estas dos recetas se convierte en nuestra mejor aliada durante toda la vida, en la práctica del (EFT Tapping). La Técnica de Liberación Emocional puede ser aplicada para una gran cantidad casi ilimitada de problemas tanto físicos, mentales, emocionales, espirituales, psicológicos como psicosomáticos; ya que nos proporciona alivio real y efectivo para la mayoría de ellos, permitiéndonos desvanecer los dolores físico-emocionales, traumas o trastornos psicosomáticos y todas unas ráfagas de emociones negativas o pensamientos auto limitantes y auto saboteadores.

El AUTOSABOTAJE INTERNO EMOCIONAL o LOBO NEGRO surge cuando te enfocas en ciertas ráfagas de emociones negativas o pensamientos autolimitantes que, desequilibran tu sistema energético. Aquí es donde entra en juego la Técnica de Liberación Emocional, y para comenzar el procedimiento del (EFT Tapping) lo primero que tenemos que hacer es, PREPARARNOS, RECONOCER y MEDIR LA INTENSIDAD DEL PROBLEMA.

**RECONOCER EL PROBLEMA** puede darse simplemente al pensar en el mismo. De hecho, reconocer significa pensar en él. Pensar acerca del problema y enfocarte conscientemente en ello con un propósito en mente, hará que surjan los estados alterados de conciencia; que provocaron los nudos, desequilibrios o desordenes en tu sistema energético. Una vez que somos consciente de ellos, reconocemos el problema y lo aceptamos; entonces, es en ese preciso momento que pueden ser desbloqueados esos nudos, desequilibrios, desordenes o energías estancadas. Y para lograr tal fin, es que aplicamos la RECETA BÁSICA del (EFT)…

Reconocer el Problema parece ser un proceso muy simple. Sin embargo, la realidad es que, tal vez te resultará un poco difícil pensar conscientemente en él, mientras haces el (Tapping). Es por esta razón; que, al aplicar la Técnica de Liberación Emocional, tanto la PREPARACIÓN como MEDIR LA INTENSIDAD DEL PROBLEMA es una parte importante en el proceso. En la preparación para hacer el Tapping, introducir una Frase Recordatoria, es fundamental, ya que esta es la oración o enunciado que repetiremos continuamente mientras llevamos a cabo la Receta Básica o Avanzada del (EFT)…

**LA FRASE RECORDATORIA** es simplemente una oración o enunciado corto que describe el problema a solucionar; y que repetimos una y otra vez, en voz alta cada vez que realizamos el (Tapping) en uno de los puntos vitales, meridianos o canales energéticos de la secuencia de la RECETA BÁSICA o AVANZADA del (EFT)… De esta forma; continuamente le "recordamos" a nuestro sistema, el problema sobre el cual estamos trabajando. La mejor Frase Recordatoria que podemos utilizar, habitualmente es la misma que elegimos como (oración o enunciado) para la parte afirmativa de la Frase de Preparación.

**LA FRASE DE PREPARACIÓN** es por así decirlo; es la etapa donde bien, nos frotamos suavemente el punto de "digito puntura" ubicado en el pecho, llamado "El Punto Sensible" o damos algunos golpecitos "pequeños toquecitos" rítmicos en "El Punto Karate" ubicado en el empeine de la mano, mientras dices fuerte y claramente tu frase de preparación de tres veces a siete veces, según sea necesario o la ocasión lo requiera. POR EJEMPLO: Si estás trabajando con el miedo al fracaso, la afirmación de la PREPARACIÓN sería algo así: Aunque tengo este miedo al fracaso, Yo me amo a mí mismo y me acepto completa y profundamente tal y como soy.

**EL MEDIDOR DE INTENSIDAD** las sesiones de (EFT Tapping) habitualmente comienzan cuando nosotros mismo evaluamos o medimos la intensidad del problema en una escala del cero (0) al diez (10). Donde el cero (0) equivale el mayor estado de bienestar posible, mientras que el diez (10) equivaldría al grado máximo de intensidad del problema. Esta medición de intensidad se realiza siempre antes de iniciar la serie del (Tapping) y después de aplicar la secuencia de la RECETA BÁSICA y AVANZADA del (EFT). Bien sea, que se trate dé un problema físico, mental, emocional, psicológico, espiritual o psicosomático. Una de las razones, por la que evaluamos o medimos la intensidad del problema, antes de iniciar la serie y después de aplicar la secuencia del (Tapping) es para poder determinar cuánto se está progresando en cada serie o secuencia de la Técnica de Liberación Emocional.

*** ~~~*** ~~~*** ~~~

## CONSEJOS y SUGERENCIAS

La Técnica de Liberación Emocional es muy sencilla de usar, porque es un procedimiento muy flexible y adaptable a múltiples necesidades. Por tal razón; aquí te comparto algunos de los Consejos y Sugerencias más importantes para usar correctamente el (EFT Tapping) de manera efectiva. Y amplificar así, tu experiencia, y aumentar tus probabilidades de éxito con la práctica de la técnica.

**Se Específico**: Mientras más específico seas, mucho mejor será tu experiencia y, por ende, mejor serán los resultados obtenidos. Primeramente, identifica bien sea el problema, la persona, el lugar, la experiencia, la situación, los recuerdo, los pensamientos, los sentimientos, las emociones o la sensación específica asociada con el asunto a tratar y enfócate en ello mientras realizas la secuencia o serie de la Afirmación Preparatoria.

**Medir la Intensidad del Problema**: Recuerda que es importante evaluar la intensidad del problema que quieres resolver antes de empezar. Puedes usar un medidor de intensidad, en una escala del 0 al 10 (en donde el cero (0) equivale el mayor estado de bienestar posible, mientras que el diez (10) equivaldría al grado máximo de intensidad del problema). Para identificar qué tan fuerte son tus pensamientos, sentimiento y emociones alrededor de un problema específico, es importante hacer una medición de intensidad siempre antes de iniciar la serie del (Tapping) y después de aplicar la secuencia de la RECETA BÁSICA y AVANZADA del (EFT) ya que esta acción te permitirá poder medir tu progreso. Después de que termines cada ronda del (EFT Tapping), haz nuevamente un chequeo de tus pensamientos, sentimiento y emociones en relación al estado de intensidad anterior.

Y evalúa si; ¿Se hicieron más fuertes, o menos fuertes, o se quedaron tal como estaban? Lo importante con este procedimiento es que debes seguir realizando el (EFT Tapping) hasta que logres alcanzar un cero (0) en esta escala, como indicador de la LIBERACIÓN TOTAL de los pensamientos, sentimiento y emociones limitantes autodestructivas, relacionadas a ese asunto en particular.

**Pruebas de Intensidad**: Después de terminar con una secuencia de la RECETA BÁSICA del (EFT Tapping), pon atención a cualquier pensamiento, sentimiento o emoción que llegue a tu mente. Pueden ser que aparezca una sensación de una parte del bloqueo, o experimentes un recuerdo sobre el asunto que estás liberando; de ser así, tranquilo, relájate y realiza otra vez, la secuencia de la RECETA BÁSICA del (EFT) hasta que desaparezcan completamente cualquier pensamiento, sentimiento o emoción.

**Se Persistente**: Repite la secuencia de la RECETA BÁSICA y AVANZADAS del (EFT Tapping) hasta que LIBERES completamente todas las emociones limitantes y autodestructivas asociadas con el problema específico. En ocasiones, puede que haya algunos aspectos o capas de un bloqueo energético o asunto que aún siga manifestándose en cierto grado de intensidad, cuando el problema lleva un tiempo bloqueando nuestros canales energéticos. Por tal razón; en estos pocos casos, lo recomendable es seguir realizándote (EFT Tapping) hasta que todos ellos hayan sido liberados totalmente.

**Flexibilidad**: Recuerda que puedes realizar los golpecitos o los "pequeños toquecitos" rítmicos en los puntos de (EFT Tapping) con cualquiera de las manos; bien sea, en el lado derecho o en el lado izquierdo de tu cuerpo, dependiendo de cuan cómodo te sea para ti, al practicar el ejercicio.

**Los Puntos Vitales o Meridianos**: Si das los golpecitos o los "pequeños toquecitos" rítmicos en el área general equivalente al punto, entonces lo activaras y lo estimularás. Por eso, puedes relajarte. Si tuvieras alguna duda sobre la exactitud del área, puedes estar tranquilo y confiar que igualmente el (EFT Tapping) funcionara.

*** ~~*** ~~*** ~~

# PRIMER EJERCICIO

1.- **Afirmación de La Preparación**: Especifica claramente el problema a trata, en una corta frase (oración o enunciado) mientras estimulas (das golpecitos o "pequeños toquecitos" rítmicos con la punta de la yema de los dedos) el punto Karate (PK) o frotas y masajeas suavemente el punto sensible (PS) "vea el diagrama - Pág. 44-45 y 46-47".

**EJEMPLO**: Mientras pronuncias la Afirmación de La Preparación "Aunque tengo este miedo al fracaso, Yo me amo a mí mismo y me acepto completa y profundamente tal y como soy" ... estimulas (das golpecitos o "pequeños toquecitos" rítmicos con la punta de la yema de los dedos) el punto Karate (PK) o frotas y masajeas suavemente el punto sensible (PS)... "vea el diagrama - Pág. Pág. 44-45 y 46-47".

2.- **La Secuencia Negativa**: Ahora pon toda tu atención y enfócate en el problema a tratar, mientras estimulas los puntos de la secuencia de la RECETA BÁSICA del (EFT) mientras al mismo tiempo repites la Frase Recordatoria en voz alta. Esta acción consciente, permite focalizar tu mente en el problema, la emoción limitante auto saboteadora o el patrón de pensamiento negativo y así permitir a través del (Tapping) liberarla.

**EJEMPLO de la Frase Recordatoria: miedo al fracaso**:

Comenzar a realizar secuencia de la RECETA BÁSICA del (EFT) mientras al mismo tiempo ejecutas el Tapping (estimulación, golpecitos o "pequeños toquecitos" rítmicos con la punta de la yema de los dedos en los puntos vitales) de una 3 a 7 veces mientras repites La Frase Recordatoria "Aunque tengo este miedo al fracaso, Yo me amo a mí mismo y me acepto completa y profundamente tal y como soy" ...

Aquí de bajo, te comparto las abreviaciones resumidas de cada punto vital o meridiano de la RECETA BÁSICA del (EFT) a estimular por medio del Tapping en el orden correcto y correspondiente en que se usan.

Empieza estimulando el punto de la CORONA y sigue la secuencia de puntos vitales o meridianos a estimular a través del Tapping. "vea el diagrama - Pág. 41-44".

**CO** = Centro de la Corona

**CE** = Inicio de la Ceja

**LO** = Lado del Ojo

**BO** = Bajo el Ojo

**BN** = Bajo la Nariz

**BL** = Bajo los Labios

**CL** = Clavícula

**BB** = Bajo el Brazo

**BP** - PT = Bajo el Pecho "o" Bajo la Tetilla

*Este Punto Meridiano BP forma parte de la Receta Avanzada...*

*** ~~~*** ~~~*** ~~~

**Repetir la Secuencia de la RECETA BÁSICA del (EFT Tapping)**

"Vea el diagrama - Pág. 44-45 y 46-47".

**PK** o **PA**= Punto Karate "o" Punto Amistad

**PS** o **ZD**= Punto Sensible "o" Zona Dolorosa

3.- **La Secuencia Positiva**: Declara y decreta en voz alta las opciones, estados deseados o resultados potenciales alternativos que deseas incorporar en tu estructura mental y psicológica, mientras estimulas (das golpecitos o "pequeños toquecitos" rítmicos con la punta de la yema de los dedos) a través del Tapping en los puntos de la secuencia de la RECETA BÁSICA del (EFT) para enfocarte en la solución. Esta acción te permite incorporar un patrón de pensamiento positivo, y crear una nueva conexión neuronal más empoderadora.

**EJEMPLO**: Voy en camino hacia el éxito y la excelencia personal.

Ejecuta el Tapping (estimulación, golpecitos o "pequeños toquecitos" rítmicos con la punta de la yema de los dedos) en los puntos de la secuencia de la RECETA BÁSICA del (EFT) de una 3 a 7 veces mientras repites La Frase Recordatoria Positiva "Voy en camino hacia el éxito y la excelencia personal".

Nuevamente empieza estimulando el punto de la CORONA y sigue la misma secuencia anterior de los puntos vitales a estimular a través del Tapping. "vea el diagrama - Pág. 41-43".

**CO** = Centro de la Corona

**CE** = Inicio de la Ceja

**LO** = Lado del Ojo

**BO** = Bajo el Ojo

**BN** = Bajo la Nariz

**BL** = Bajo los Labios

**CL** = Clavícula

**BB** = Bajo el Brazo

**BP** - PT = Bajo el Pecho "o" Bajo la Tetilla

Este Punto Meridiano BP forma parte de la Receta Avanzada…

*** ~~~*** ~~~*** ~~~

**Repetir la Secuencia de la RECETA BÁSICA del (EFT Tapping)**

"Vea el diagrama - Pág. 44-47".

**PK** o **PA**= Punto Karate "o" Punto Amistad

PS o **ZD**= Punto Sensible "o" Zona Dolorosa

4.- **Concéntrate, enfócate en el ejercicio y conéctate con la Frase Recordatoria Positiva "Voy en camino hacia el éxito y la excelencia personal"**, respirar Inhala y

Exhala profundamente mientras realizas el (EFT Tapping) para facilitar el movimiento de la energía por todo cuerpo y equilibrar los canales energéticos.

*** ~~~*** ~~~*** ~~~

## SEGUNDO EJERCICIO

**Paso 1**: *Describa el problema específico*, bien sea físico, mental, emocional, psicológico, espiritual o psicosomático, como, por ejemplo: "Dolor de Cabeza", "Fobia a las Arañas", "Miedo a las Alturas" o "Sentimiento de Culpa, Rabio o Tristeza".

**Paso 2**: *Evalúe el nivel de intensidad del problema* en una escala del **0** al **10**, (en donde el cero (**0**) equivale el mayor estado de bienestar posible, mientras que el diez (**10**) equivaldría al grado máximo de intensidad del problema).

**Paso 3**: *Repite en voz alta de tres a siete veces la siguiente frase (oración o enunciado) que llamaremos "Frase de Preparación"*, sustituyendo el espacio en blanco por el problema específico a trabajar, mientras que al mismo tiempo estimulas (das golpecitos o "pequeños toquecitos" rítmicos con la punta de la yema de los dedos) el punto Karate (**PK**) o frotas y masajeas suavemente el punto sensible (**PS**) "Vea el diagrama - Pág. 44 y 47". Aunque tengo este _____, Yo me amo a mí mismo y me acepto completa y profundamente tal y como soy" …

**EJEMPLOS**:

"Aunque tengo este dolor de cabeza, Yo me amo a mí mismo y me acepto completa y profundamente tal y como soy" …

"Aunque tengo esta fobia a las arañas, Yo me amo a mí mismo y me acepto completa y profundamente tal y como soy" …

"Aunque tengo este miedo a las alturas, Yo me amo a mí mismo y me acepto completa y profundamente tal y como soy" …

"Aunque tengo este sentimiento de culpa, rabio o tristeza, Yo me amo a mí mismo y me acepto completa y profundamente tal y como soy" …

### PRIMERA SECUENCIA DE TAPPING

**Paso 4**: Aplique entre 3, 5 o 7 suaves (golpecitos o "pequeños toquecitos" rítmicos con la punta de la yema de los dedos índice y corazón) en cada uno de los puntos del gráfico siguiente "Vea el diagrama - Pág. 41-43", mientras repite una frase (oración o enunciado) que resuma el problema a tratar, y que para fines del ejercicio llamaremos "Frase Recordatorio". Siguiendo los citados ejemplos anteriores, podríamos utilizar las siguientes: "Dolor de Cabeza", "Fobia a las Arañas" y "Miedo a las Alturas".

**Repetir la Secuencia de la RECETA BÁSICA del (EFT Tapping)**

**CO** = Centro de la Corona

**CE** = Inicio de la Ceja

**LO** = Lado del Ojo

**BO** = Bajo el Ojo

**BN** = Bajo la Nariz

**BL** = Bajo los Labios

**CL** = Clavícula

**BB** = Bajo el Brazo

**BP** - **PT** = Bajo el Pecho "o" Bajo la Tetilla

*Este Punto Meridiano BP forma parte de la Receta Avanzada…*

**Repetir la Secuencia de la RECETA BÁSICA del (EFT Tapping)**

"Vea el diagrama - Pág. 44-47".

**PK** o **PA**= Punto Karate "o" Punto Amistad

**PS** o **ZD**= Punto Sensible "o" Zona Dolorosa

*** ~~~*** ~~~*** ~~~

# "EL PROCEDIMIENTO DE LOS 4 PUNTOS DE LOS DEDOS Y LAS 9 GAMAS"

**Paso 5**: Estimule continuamente los puntos de los dedos (los puntos energéticos o meridianos de los dedos Pulgar, Índice, Medio y Meñique, se localizan lateralmente, en línea con la base de la uña), y el Punto Gama (punto que se encuentra ubicado un poco antes de los nudillos de los dedos meñique y anular, en línea con el punto central entre estos dos) ("Vea el diagrama - Pág. 46-47") mediante suaves (golpecitos o "pequeños toquecitos" rítmicos con la punta de la yema de los dedos índice y corazón), mientras mantiene la cabeza erguida y realiza las siguientes acciones:

**1)** Cierre los ojos

**2)** Abra de nuevo los ojos

**3)** Mire abajo y a la derecha

**4)** Mire abajo y a la izquierda

**5)** Gire los ojos en círculo en el sentido del reloj

**6)** Gire los ojos en círculo en sentido contrario del reloj

**7)** Tararee una canción durante tres segundos con la boca cerrada

**8)** Cuente rápidamente en forma ascendente del 1 al 5

**9)** Tararee de nuevo una canción

**10)** Cuente rápidamente de manera descendente del 5 al 1

*** ~~~*** ~~~*** ~~~

**PUNTOS VITALES de los Dedos y PUNTO GAMA de la Mano**

**DP** = Dedo Pulgar

**DI** = Dedo Índice

**DM** o **DC** = Dedo Medio "o" Corazón

**Me** o **DMe** = Dedo Meñique

**PG** = Punto Gama

## SEGUNDA SECUENCIA DE TAPPING

**Paso 6**: Aplique de nuevo la Secuencia de la RECETA BÁSICA del (EFT Tapping) tal y como se describió en el "Punto 4", mientras repite la "Frase Recordatoria".

### RONDAS SIGUIENTES DE TAPPING

**Paso 7**: Compruebe los cambios que se han producido, evaluando de nuevo la Intensidad Del Problema en la escala del 0 al 10. (En donde el cero (0) equivale el mayor estado de bienestar posible, mientras que el diez (10) equivaldría al grado máximo de intensidad del problema).

**Aplicaciones Siguientes del Tratamiento**: Si la intensidad del problema ha descendido (bajado - disminuido) pero aún, permanecen algunos pensamientos, sentimiento y emociones, será necesario cambiar la Frase de Preparación y la Frase Recordatorio adaptándolas a lo que queda del problema original, agregando las frases (oraciones o enunciados) TODAVÍA y RESTO DE "o" LO QUE QUEDA DE siguiendo el modelo siguiente:

### FRASE DE PREPARACIÓN:

"Aunque TODAVÍA tengo este dolor de cabeza, Yo me amo a mí mismo y me acepto completa y profundamente tal y como soy" …

"Aunque TODAVÍA tengo esta fobia a las arañas, Yo me amo a mí mismo y me acepto completa y profundamente y como soy" …

"Aunque TODAVÍA tengo este miedo a las alturas, Yo me amo a mí mismo y me acepto completa y profundamente y como soy" …

"Aunque TODAVÍA tengo este sentimiento de culpa, rabio o tristeza, Yo me amo a mí mismo y me acepto completa y profundamente y como soy" …

### FRASE RECORDATORIA:

"Aunque TODAVÍA tengo el RESTO DE este dolor de cabeza, Yo me amo a mí mismo y me acepto completa y profundamente y como soy" …

"Aunque TODAVÍA tengo LO QUE QUEDA DE esta fobia a las arañas, Yo me amo a mí mismo y me acepto completa y profundamente y como soy" …

"Aunque TODAVÍA tengo RESTO DE este miedo a las alturas, Yo me amo a mí mismo y me acepto completa y profundamente y como soy" …

"Aunque TODAVÍA tengo LO QUE QUEDA DE este sentimiento de culpa, rabio o tristeza, Yo me amo a mí mismo y me acepto completa y profundamente y como soy" …

*** ~~~*** ~~~*** ~~~

# PALABRAS FINALES

Bueno campeones y campeonas "{(FELICIDADES)}", ya hemos llegado al FINAL de éste maravilloso LIBRO en su EDICIÓN ESPECIAL que con tanta dedicación escribí para ti. Fue un largo proceso de formación y aprendizaje que juntos TÚ y YO recorrimos en esta jornada HACIA TÚ ÉXITO y REALIZACIÓN PERSONAL.

Este libro lo cree y diseñe pensando en TI, de manera SISTEMÁTICA como un MANUAL PRÁCTICO DE INSTRUCCIONES paso a paso; con el objetivo de ir pasándote por un proceso mental de formación continuo de aprendizaje, a través de un "{(PATRÓN DE ACCIÓN)}" bien preparado y simplificado para brindarte resultados óptimos, efectivos y permanentes mediante las herramientas y metodologías de la PROGRAMACIÓN NEUROLINGÜÍSTICA APLICADA.

### NOS VEMOS EN LOS SIGUIENTES LIBROS DE LA SERIE...

*"Principios Básicos para Triunfar y Leyes Preliminares del Éxito"*

Si te ha gustado este libro SANATE A TI MISMO y Libérate del Auto Sabotaje y deseas "**COMPARTIRLO**" con tu ayuda, podemos llegar a más personas. Gracias por tu Contribución

**Es Hora de Comenzar a Vivir**

**UNA VIDA MARAVILLOSO**

**Centrada en Principios**

## Recuerda: TOMAR ACCIÓN y

## HACER QUE LAS COSAS SUCEDAN

### Y pronto Tú y Yo nos veremos en la

## CÚSPIDE DE LA EXCELENCIA

**Te desea tu: Tu Gran Amigo Ylich Tarazona**

Si deseas contactarme lo puedes hacer a través de

MásterCoach.YlichTarazona@gmail.com

https://www.smashwords.com/profile/view/CoachYlichTarazona

# SOBRE EL AUTOR

## BACKGROUND PROFESIONAL:

Máster Coach Transformacional YLICH TARAZONA: Reconocido Escritor, Autor Superventas y Conferenciante Internacional de Alto Nivel.

Experto en PNL o PROGRAMACIÓN NEUROLINGÜÍSTICA, Reingeniería Cerebral, BioProgramación Mental, Neuro Coaching, Persuasión e Hipnosis.

Considerado en los distintos medios de comunicación como uno de los LÍDERES y Emprendedores más Destacado e Influyente dentro del campo de la NEUROCIENCIA MOTIVACIONAL y LA EXCELENCIA PERSONAL; destinado a ejercer un LEGADO en la vida de miles de personas, a través de su PASIÓN, ENTUSIASMO, DINAMISMO y LIDERAZGO CENTRADO EN PRINCIPIOS.

Hombre de FE y Convicciones CRISTIANAS; centrado en Principios y Valores. Fundador de portal REINGENIERÍA MENTAL CON PNL Comunidad para Emprendedores. Uno de los mercados dedicado a brindar COACHING en la CONSOLIDACIÓN de Competencias y el Desarrollo del Máximo Potencial Humano. Especialistas en el Entrenamiento, Formación y Adiestramiento de alto nivel a través de la PNL o Programación Neurolingüística.

Creador del SISTEMA DE COACHING PERSONAL en REINGENIERÍA CEREBRAL y BIOPROGRAMACIÓN MENTAL para Alcanzar Metas, Concretar Objetivos y Consolidar Resultados Eficaces de Óptimo Desempeño; a través de una serie de Audios, Podcasts, Tele-Seminarios Online, Talleres Audiovisuales, Webinars y Conferencias Magistrales de Carácter Presencial.

El Sistema Integral De Coaching Personal fundamenta sus principios a través de la PNL o PROGRAMACIÓN NEUROLINGÜÍSTICA, la REINGENIERÍA CEREBRAL, la BIOPROGRAMACIÓN MENTAL y la HIPNOSIS; como técnicas y metodologías avanzadas para producir cambios positivos en los patrones del pensamiento, y generar resultados eficaces de alto rendimiento y óptimo desempeño, tanto nivel individual como organizacional. Dicho SISTEMA DE ENTRENAMIENTO Offline y Online han marcado las vidas de cientos de emprendedores de forma presencial y ha cambiado los paradigmas mentales de miles de personas a nivel mundial vía virtual. Inspirando a quienes participan, escuchan, ven o leen sus enseñanzas a vivir de forma extraordinaria centrada en principios

## LIBROS, AUDIOS Y CONFERENCIAS DEL AUTOR

https://www.smashwords.com/profile/view/CoachYlichTarazona

http://cedhi.corporativonavarro.com.mx/cvylich.html

Reconocido "Autor de la Serie de LIBROS, Secuencias de E-BOOKS y CONFERENCIAS MAGISTRALES" de [REINGENIERÍA CEREBRAL y BIOPROGRAMACIÓN MENTAL]. Entre los más destacados tenemos "Programa Tu Mente y Determina Tu Futuro", "Sanate a ti Mismo y Libérate del Autosabotaje Interno", "El Poder del Cambio y la Reinvención Personal", "Posiciona tú Marca personal o Personal Branding", Reingeniería de los Procesos del Pensamiento entre otros.

Autor Superventas de la Serie de MULTINIVEL [LOS CICLOS MAESTROS DE LA DUPLICACIÓN Y LA MULTIPLICACIÓN en el NETWORKS MARKETING], [Conceptos y Nociones Avanzadas Sobre la Industria del NETWORK MARKETING], [Cuaderno de PLANIFICACIÓN EMPRESARIAL y PLAN DE ACCIÓN MENSUAL para la Ejecución y el Enfoque] y [Conceptos y Nociones Avanzadas Sobre la Industria del NETWORK MARKETING]. Leyes y Principios Universales para Desarrollar Tú Negocio Multinivel de Forma Profesional Vol. 1, 2, 3 y 4.

Creador del LIBRO EL PODER DE LA HIPNOSIS y del CURSO DE HIPNOSIS PRÁCTICA. Extraordinaria serie de CURSOS TEÓRICO PRÁCTICO sobre AUTO-HIPNOSIS e HIPNOSIS MODERNA, Trance y Fenómenos Hipnóticos, Sugestiones e Inducciones de Alto Nivel, Pruebas de Sugestionabilidad, Pruebas Encubiertas, Convencedores y Profundizadores de Estados Hipnóticos que permite al participante aprender "Cómo HIPNOTIZAR, a Cualquier Persona, en Cualquier Momento y en Cualquier Lugar".

Creador del WEBINARS Audio Visual, TELE-SEMINARIO Online y CONFERENCIA Magistral [Redescubriendo Tú Propósito y Misión de Vida], [El Poder del Enfoque] y [Libérate del Autosabotaje Interno], [Como Mejora Tu Autoestima], [Rediséñate y Reinventa tu Vida], [EL PODER DEL DE METAS, Principios de Planificación Estratégica y Metodologías para Alcanzar y Conquistar tus Sueños] entre otros.

Co-Creador y Re-Diseñador del "MODELO de la PNL" y la formula efectiva "{(E - S.M.A.R.T - E.R)}" [Para el Establecimiento y Fijación de METAS, plan de acción y principios de planificación estratégicas para alcanzar y consolidar objetivos]

## PROPÓSITO, MISIÓN Y VISIÓN PERSONAL:

*MI PROPÓSITO*: Transmitir a todos mis lectores la fortaleza y los recursos necesarios que les permitan seguir adelante, siempre con confianza y optimismo pese a las adversidades. GUIÁNDOLOS COMO SU MENTOR y COACH PERSONAL a encontrar su misión de vida a través de una oportunidad real de crecimiento personal, que les ayude a aclarar sus ideas, establecer sus metas, y elaborar un plan de acción bien definido, que les permita conquistar con éxito sus más anhelados sueños. Permitiéndoles crear su propio futuro, escribiendo la historia de su propia vida y forjando su propio destino a través un ciclo continuo de tácticas y estrategias creadas para tal fin.

De igual manera, deseo ayudar a mis lectores, aprendices, participantes y seguidores a cambiar los patrones negativos de pensamientos y las estructuras mentales limitadoras, enseñándoles a consolidar sus competencias y desarrollar el máximo de su potencial humano.

*MI MISIÓN*: Llegar a ser un instrumento en las manos de DIOS, que me permita impactar en las vidas de cientos, miles y millones de personas alrededor del mundo.

Dejar una huella que marque la diferencia en las vidas de las personas a quienes enseño y llevo mi mensaje. Así como también, dejarles un legado, que transcienda en el tiempo. Y les permita evolucionar en todos los aspectos transcendentales e importantes de sus vidas, tanto en lo personal, espiritual, emocional, así como también profesional, académica y financieramente.

*MI VISIÓN*: Llevar a las personas esperanza y una opción que les permita transformar sus vidas para mejor, poder ayudarles a desarrollar esa semilla de grandeza que todos llevan dentro de su interior, y motivarlos a consolidar, posicionar y expandir el máximo de su potencial humano, al siguiente nivel de éxito.

Y finalmente poder establecer una conexión y empatía con todos mis lectores, participantes y seguidores, que me permita ir escalando en la relación con cada uno de ellos, en la medida que sea posible. Al mismo tiempo, que les enseño a posicionarse y consolidarse en todos los aspectos de su vida de manera equilibrada...

Ayudándoles a interiorizar los principios correctos que les permitan REINVENTARSE, creando una nueva y mejorada versión de sí mismos. Abriéndoles nuevos caminos, aperturándoles nuevas oportunidades de éxito, que les permita conducir su vida, a reencontrarse a sí mismo, en el camino a la transformación, y la excelencia personal. Y finalmente; retomar con mayor fuerza, su camino hacia su éxito y excelencia personal...

*"Creo firmemente que dentro del interior de cada uno de nosotros existe una semilla de grandeza y reside una vasta reserva de potencialidades y competencias ilimitadas que habitualmente permanecen adormecidas; esperando ser descubiertas y desarrolladas, para florecer hacia nuestro mundo exterior. Cuando cada uno de nosotros despierte ese potencial individual, redescubramos cual es nuestra misión y el propósito que le da sentido a nuestra vida, abriremos el camino a un nuevo despertar consciente a lo que yo llamo REINVENCIÓN y REINGENIERÍA PERSONAL"* -.
YLICH TARAZONA. –

*** ~~~*** ~~~*** ~~~

## OTRAS PUBLICACIONES, EDICIONES ESPECIALES, MINICURSOS Y LIBROS CREADOS POR EL AUTOR

Hola que tal, mi gran amigo y amiga LECTOR, fue un placer haber compartido contigo este tiempo de lectura, espero hayas disfrutado al máximo d la información contenida en este libro que con tanto cariño prepare para ustedes.

Si deseas conocer algunas otras de mis obras, te invito a visitar https://www.smashwords.com/profile/view/CoachYlichTarazona donde encontraras los siguientes títulos. Se despide tú gran amigo el Máster Coach YLICH TARAZONA.

1.- **PROGRAMA TU MENTE Y DETERMINA TU FUTURO** - Mejora Tu Autoestima, Enfoca tus Pensamientos y Conquista todo lo que te Propongas en la Vida

2.- **SANATE A TI MISMO Y LIBÉRATE DEL AUTO SABOTAJE** - Aprende a Fortalecer Tú Guerrero Interior, Equilibrar tus Canales Energéticos, Controlar tus Emociones

3.- **EL PODER DEL CAMBIO Y LA REINVENCIÓN PERSONAL** - El Arte de REDISEÑAR tú Vida, REINVENTARTE, EMPRENDER, INNOVAR y Crear una Nueva y Mejorada Versión de ti Mismo

4.- **DESCUBRE TU PROPÓSITO Y ENCUENTRA TU DESTINO** - Fundamentos para Vivir una Vida Centrada en Principios y Conectada con Tu Visión y Misión de Propósito

5.- **POSICIONANDO TÚ MARCA PERSONAL** - Cómo Marcar la Diferencia, Consolidarte y Posicionar Tú Marca Personal Triunfadora en un Mercado Competitivo

6.- **EL PODER DEL DE METAS Y EL ESTABLECIMIENTO DE OBJETIVOS** - Principios de Planificación Estratégica para Alcanzar y Consolidar tus Sueños y Objetivos paso a paso.

7.- **REINGENIERÍA MENTAL Y REDISEÑO DEL PENSAMIENTO** - Aprende a Reprogramar Tus Procesos Mentales y Generar una Reinvención Personal.

8.- **PROGRAMACIÓN NEUROLINGÜÍSTICA** - Guía Práctica de PNL APLICADA - Metodologías Modernas y Técnicas Efectivas para Cambiar tu Vida.

9.- **EL PODER DE LAS METÁFORAS Y EL LENGUAJE FIGURADO** - Historias, Parábolas, Metáforas y Alegorías, Poderosas Herramientas Persuasivas en la Comunicación.

10-. **EL PODER DE LA HIPNOSIS** - Manual Teórico-Práctico de Formación en HIPNOSIS, y el Desarrollo de Habilidades Hipnóticas Persuasivas

11-. **CURSO DE HIPNOSIS PRÁCTICA** - Como HIPNOTIZAR a Cualquier Persona, en Cualquier Momento y en Cualquier Lugar

12.- **REDES DE MERCADEO MULTINIVEL** - Los Ciclos Maestros de la Duplicación y la Multiplicación en el Network Marketing

13.- **CUADERNO DE PLANIFICACIÓN EMPRESARIAL** - Plan de Acción Mensual Para Desarrollar Exitosamente Tú Negocio Multinivel de Forma Profesional

14.- **NETWORK MARKETING MULTINIVEL** - Redes de Mercadeo, La Gran Oportunidad de Negocio del Siglo XXI, Rumbo a tu Libertad Financiera

15. **PALABRAS INSPIRADORAS Y FRASES CÉLEBRES** - Colección con más de 800 Pensamientos y Citas Motivadoras de los Líderes Más Grandes de la Historia

16.- **ENGRAMA Y CONCIENCIA NEURONAL** - Teoría de la Relación entre la Mente Consciente y Subconsciente.

17.- **EL PODER ILIMITADO DE LA MENTE SUBCONSCIENTE** - Tomar el Control de Tus Pensamientos y Programa tu Mente para el Éxito.

18.- **PROGRAMACIÓN MENTAL PARA EL ÉXITO** - Un Salto Cuántico para la Evolución del SER - La Nueva Era del Pensamiento y El Despertar de la Consciencia.

19.- **FORMACIÓN LIFE COACHING CON PNL** - Conocimientos, Habilidades, Técnicas, Prácticas y Metodologías del Coaching para el Logro de Objetivos. *Próximamente ...*

20.- **VENTAS MAGISTRALES CON PNL** - El Poder de la Programación Neurolingüística Aplicada a las Ventas. *Próximamente ...*

Para adquirir otras OPCIONES DE PRESENTACIÓN y adquirí los LIBROS en versiones TAPA BLANDA ESTÁNDAR o PREMIUM, TAPA DURA PROFESIONAL CON o SIN SOLAPA, CON o SIN CONTRAPORTADA, en diferentes calidades de impresiones (Blanco y Negro, Full Color, Hoja Ahuesada Premium) en Tamaño Bolsillo, Impresión Americana o Espiral...

Puedes hacerlo a través mis otros Portales OFICIALES.

https://www.smashwords.com/profile/view/CoachYlichTarazona

TEN SIEMPRE PRESENTE QUE: El aprendizaje constante, la formación continua y el estudio permanente son las claves entre los que logramos el éxito, de aquellos que no lo logran - Ylich Tarazona. –

*** ~~~*** ~~~*** ~~~

## SÍGUENOS A TRAVÉS DE TODAS NUESTRAS REDES SOCIALES

Facebook, Twitter, YouTube, Google +, BlogSpot, Instagram, Pinterest, SlideShare, Speaker, LinkedIn, Skype y Gmail

https://www.smashwords.com/profile/view/CoachYlichTarazona

http://cedhi.corporativonavarro.com.mx/cvylich.html

https://www.facebook.com/coachmaster.ylichtarazona

https://www.dailymotion.com/stats/coach-ylichtarazona

https://www.youtube.com/user/coachylichtarazona

http://www.spreaker.com/user/ylich_tarazona

http://instagram.com/coach_ylich_tarazona/

https://www.pinterest.com/ylich_tarazona/

https://www.linkedin.com/in/ylichtarazona

https://twitter.com/YLICHTARAZONA

También puede contactarse directamente con el AUTOR vía e-mail por:

MasterCoach.YlichTarazona@gmail.com

Skype: **Coaching_Empresarial**

\*\*\* ~~~\*\*\* ~~~\*\*\* ~~~

3ª Edición Especial Revisada y Actualizada por: Ylich Tarazona septiembre 2018.

Diseño y Elaboración de Portada por: Ylich Tarazona

BISAC: Liberación Emocional / EFT TAPPING / Autoayuda / Superación Personal

\*\*\* ~~~\*\*\* ~~~\*\*\* ~~~

FIN